AF373099

CONSIDÉRATIONS GÉNÉRALES

SUR LES

ÉPIDÉMIES D'ICTÈRE CATARRHAL

A PROPOS

d'une série de cas observés dans les troupes casernées à Lorient

EN 1889

PAR

Le Dr Marie-Pierre-Edmond-Marcel SEGUIN

Médecin de la marine.

ROCHEFORT-SUR-MER

SOCIÉTÉ ANONYME DE L'IMPRIMERIE CH. THÈZE, RUE CHANZY, 123.

—

1889

CONSIDÉRATIONS GÉNÉRALES

SUR LES

ÉPIDÉMIES D'ICTÈRE CATARRHAL

A PROPOS

d'une série de cas observés dans les troupes casernées à Lorient

EN 1889

PAR

Le Docteur Marie-Pierre-Edmond-Marcel SEGUIN

Médecin de la marine.

ROCHEFORT-SUR-MER

SOCIÉTÉ ANONYME DE L'IMPRIMERIE CH. THÈZE, RUE CHANZY, 123.

—

1889

A LA MÉMOIRE DE MA MÈRE

A MON PÈRE

A MA GRAND'MÈRE

A MA TANTE

A MES PARENTS ET A MES AMIS

A M. LE Dr SAVATIER

Médecin en chef de la marine, en retraite,

Officier de la Légion d'honneur.

———

M. LE Dr MORACHE

Médecin principal de 1re classe,

Directeur du service de santé du 18e corps d'armée,

Professeur de médecine légale à la Faculté de médecine de Bordeaux,

Officier de la Légion d'honneur.

INTRODUCTION

Dans un mémoire sur une série de cas d'ictère grave observés dans la garnison de Lille, en 1877, M. le professeur Arnould écrivait : « Frappé de l'obscurité impénétrable qui « enveloppe la cause première de la plupart des maladies, « un célèbre médecin, Baglivi, a dit jadis : Pline assure que « ce qui nous fait vivre est inconnu, mais, à mon sens, ce « qui nous rend malades l'est encore davantage. Cela n'a pas « empêché le travail des siècles, et, à force d'attaquer les « problèmes étiologiques de près ou de loin, directement ou « par des sentiers détournés, la médecine a mis l'humanité « en possession de pas mal de secrets d'importance capitale, « d'où découlent les moyens de protection, non pas contre « les fléaux si difficiles à terrasser quand ils existent, mais « contre leur genèse et leur propagation. »

Un de ces problèmes si délicats vient de se poser à nous : nous n'avons pas la prétention de l'avoir résolu, et ce n'est que bien timidement que nous soumettons aujourd'hui, à la bienveillante appréciation de nos juges, le résultat de nos recherches relatives à une petite épidémie d'ictère, comme sujet de notre thèse inaugurale. Nous aurions peut-être renoncé à publier nos observations, si nous n'avions été persuadé que les questions difficiles ont besoin, pour être élucidées, d'être souvent traitées et longuement discutées.

L'ictère épidémique est une affection fréquente, sur laquelle on a publié, maintes fois, des travaux importants et pleins d'intérêt, tant en France qu'à l'étranger ; toutefois, l'accord est loin d'être parfait, quand il faut en déterminer les causes. Dans les différentes épidémies signalées jusqu'à ce jour, il ne s'agit pas seulement de l'ictère catarrhal ; plusieurs fois, les symptômes ont présenté une gravité exceptionnelle, qui a valu à quelques-unes de ces manifestations épidémiques les noms d'ictères typhoïdes, fièvres rémittentes bilieuses et ictères graves.

On tend généralement, aujourd'hui, à admettre que l'ictère catarrhal est une maladie générale plutôt que locale. Dès 1870, M. W. Legg proposait déjà de l'appeler ictère simple, faute de renseignements précis sur ses causes, et il en faisait le premier échelon d'une série symptomatique au haut de laquelle il plaçait l'atrophie jaune aiguë du foie ou ictère malin. Dans un livre paru en Angleterre, en 1880, et analysé par le journal *The lancet*, on signale la difficulté de poser un diagnostic entre l'ictère simple et l'ictère malin : « La ligne qui les sépare est très étroite, c'est une question de degré et non pas d'espèce. » Enfin, les auteurs les plus autorisés qui ont écrit sur ce sujet dans ces dernières années, MM. Kelsch et Chauffard, d'accord sur le fait de la maladie générale, se séparent sur la question de l'étiologie. M. Kelsch admet une origine infectieuse, tandis que pour M. Chauffard l'origine toxique serait plus vraisemblable.

Dans le courant du mois d'avril dernier, nous avons eu l'occasion d'observer un nombre assez considérable de cas d'ictère catarrhal parmi les troupes casernées à Lorient et dans les environs, et il nous a paru intéressant de relater cette série d'observations, en essayant d'en déterminer l'étiologie probable.

Avant d'aborder notre sujet, nous tenons à remercier nos camarades de Lorient, qui ont bien voulu nous faciliter notre tâche, en nous fournissant les renseignements dont nous avions besoin, pour la mener à bonne fin.

Que M. le professeur Morache nous permette de lui exprimer ici notre vive gratitude, pour l'honneur qu'il nous a fait en acceptant la présidence de notre Thèse.

PRÉAMBULE

Afin de procéder, autant que possible, avec ordre, dans le cours de cette étude, nous avons adopté les divisions suivantes : après avoir donné dans le premier chapitre un aperçu des épidémies d'ictères, de gravité diverse, qui ont régné jusqu'à nos jours, nous consacrons le deuxième à l'exposé des circonstances dans lesquelles se sont montrés les cas que nous avons observés nous-même, en même temps que nous en indiquons les débuts, la marche et la durée. Dans les chapitres III et IV nous retraçons l'ensemble symptomatologique d'où découle nettement notre diagnostic, et nous passons en revue, en les discutant, les diverses causes qui nous ont paru susceptibles d'expliquer cette petite manifestation épidémique. Nous terminons enfin par l'exposé succinct des causes que nous croyons devoir incriminer et qui nous semblent se dégager le plus naturellement de la discussion.

CHAPITRE I

HISTORIQUE

L'ictère se manifeste assez fréquemment sous la forme épidémique. On l'a vu se développer, à diverses reprises, chez les femmes en couches (épidémies de Roubaix et de Limoges) ; plusieurs fois on a signalé son apparition dans les campagnes et dans les villes, tantôt s'abattant sur toute la population, sans distinction d'âge ni de sexe, tantôt se localisant dans un quartier, dans une maison, dans une famille : on l'a observé également dans les prisons et les hôpitaux, mâis c'est surtout pour les troupes qu'il semble avoir une certaine prédilection. Les cas que nous avons observés s'étant développés sur des soldats, nous ne ferons que mentionner les épidémies signalées dans la population civile, et nous nous étendrons un peu plus longuement sur celles qui ont régné dans les casernes ou dans les camps, en faisant ressortir pour chacune la nature des causes incriminées par les auteurs des diverses relations.

Hippocrate appelle ictère épidémique celui qui survient en toute saison : les médecins Grecs, Arabes et Romains en parlent assez fréquemment, mais ce n'est guère qu'au commencement du xviii° siècle que commence son histoire, et encore ne trouvons-nous souvent sur sa nature que des notions vagues et peu précises. Ozanam, dans son histoire générale des épidémies, déclare n'avoir rien trouvé sur ce sujet dans les écrits antérieurs au xvii° siècle, puis passant en revue les principales constitutions épidémiques saisonnières de l'Europe, il signale des jaunisses dans le dernier trimestre de la constitution médicale de Berlin, en 1699. Pendant l'été de 1702, de nombreux ictères apparaissent de nouveau dans cette ville. La constitution épidémique de la Hongrie révèle dans le 2° trimestre de 1703 des fièvres bilieuses fréquentes, qui dégénérèrent souvent en jaunisse. En mars et avril 1705, l'ictère fut également très fréquent. Dans l'épidémie qui infesta Rome et l'Italie, au commencement de l'hiver de 1709, les malades présentaient la teinte ictérique : le même fait fut constaté dans les épidémies de fièvre bilieuse ou gastrique observées en 1717-18, sur les habitants de Pegaw et dans celles qui régnèrent en Belgique et en Hollande en 1719. Les eaux stagnantes, les grandes chaleurs et la sécheresse sont les trois facteurs auxquels on a fait jouer le plus grand rôle dans la production de ces diverses épidémies.

Pendant une période de vingt années, la science semble rester muette sur ce sujet, et ce n'est qu'en 1741 que nous voyons apparaître de nouveaux cas. L'automne, paraît-il, fut froid et nébuleux, et à Paris les jaunisses firent partie du « triste tableau épidémique de la saison. » Pringle nous apprend qu'elles furent les maladies dominantes parmi les troupes anglaises qui faisaient la guerre en Belgique en 1743. Monro (Médecine d'armée) rapporte qu'à la fin de la campagne de 1760, et après des pluies de quelques semaines, la jaunisse fut très commune et presque épidémique. Rœderer et Wogler nous la montrent, au mois d'avril 1761, succédant à une fièvre muqueuse épidémique à Gottingue. L'année 1766 fut marquée, en Angleterre, par l'apparition d'une maladie qui dégénérait souvent en ictère : six ans plus tard, la ville d'Anvers fut le théâtre d'une épidémie dans laquelle presque tous les malades furent atteints d'ictère, surtout en automne. De 1782 à 1784, la Société royale de médecine recevait 80 Mémoires sur les épidémies bilieuses en France. A cette même époque, 1784-85, régnait à Cronstadt une jaunisse épidémique dont les *Actes des curieux de la nature* (t. VIII) renferment la description. Avec l'épidémie de Lüdenscheid, en 1794, se terminent les relations ayant trait au XVIIIᵉ siècle.

Quoique assez nombreux, les rapports précédents sont peu développés et ne nous fournissent que des renseignements très vagues.

Les descriptions que nous ont laissées les auteurs du commencement du XIXᵉ siècle sont elles-mêmes assez obscures, et il nous faut arriver aux ouvrages modernes pour acquérir des notions plus exactes et plus nettes. Ainsi dans les épidémies de Brioude (septembre 1802), et de Ferrières, dans le Loiret (juillet 1806), on signale simplement la teinte jaune des malades. Nous ne croyons pas devoir passer sous silence, bien qu'elle se soit manifestée dans des conditions un peu différentes, la maladie qui sévit à bord du *Centurion*, du 2 au 30 mars 1804. Le navire venait de jeter l'ancre à Bombay quand l'épidémie se déclara. 150 hommes de l'équipage furent atteints, mais les symptômes furent bénins et pas un seul décès ne se produisit.

En 1807, les chaleurs se montrèrent plus tôt et furent plus fortes qu'à l'ordinaire ; ce fut alors qu'on vit débuter les fièvres gastriques dans l'armée française ; les malades avaient la face ictérique. M. Gilbert, dans son tableau historique des

maladies de la grande armée en Prusse et en Pologne, a décrit
aussi cette épidémie, et le tableau symptomatique qu'il nous
en a laissé, n'est pas sans avoir avec celui que nous avons eu
sous les yeux, de nombreux points de contact.

Dans l'épidémie de Greifswald, 1807-1808, relatée par
Frerichs, les ictériques représentaient le quart des malades.
La dernière jaunisse épidémique, dont il soit fait mention
dans les vingt-cinq premières années du xıxᵉ siècle, a régné
à Genève en 1814 ; elle est citée par M. Bréon, dans sa thèse
sur l'ictère.

En 1826, les côtes de l'Allemagne septentrionale et la
Hollande furent visitées par une épidémie, pendant laquelle
beaucoup de fièvres bilieuses apparurent en même temps
que des fièvres intermittentes et rémittentes.

Cette intéressante question reste dans l'ombre jusqu'en
1834, époque à laquelle M. Michel Lévy, alors chirurgien
aide-major, publie le premier mémoire un peu détaillé que
nous possédions sur ce sujet. Il s'agit de 46 cas d'ictère qui
se sont développés, pendant le mois d'octobre et la première
quinzaine de novembre, sur les deux bataillons du 11ᵉ régiment d'infanterie de ligne, en garnison à Toulouse. Tous
furent très bénins et la plupart traités à la chambre : les
hommes qui en furent atteints étaient logés dans trois
casernes différentes. Après la relation de l'épidémie, l'auteur,
en recherchant les causes, passe en revue les conditions
hygiéniques des casernes, l'état atmosphérique, le régime
alimentaire, accuse, dans une certaine mesure, les boissons
alcooliques, qui, vu leur très bas prix, pouvaient être l'occasion d'excès, et enfin arrive aux conclusions suivantes : que
les malades étant de jeunes soldats, nourris plus abondam-
ment que dans leurs campagnes et dépensant moins de
forces, « de cette nutrition exubérante doit résulter une

« surexcitation des canaux biliaires comme du reste de
« l'appareil digestif, puis une contraction et un resserrement,
« et enfin l'obstacle au cours de la bile, bientôt suivi de
« résoption : ce serait donc ici plutôt une surexcitation fonc-
« tionnelle qu'un état pathologique. »

Le *Bulletin* de l'Académie de médecine de l'année 1842
signale une note communiquée par le docteur Chardon, sur
une épidémie d'ictère observée, à Chasselay et dans quelques
petits villages environnants, près du Mont-d'Or, dans le
Rhône.

D'après sir Thom. Watson, l'ictère régna épidémiquement
à Londres en 1846, immédiatement à la suite d'un temps très
chaud ; la saison fut aussi remarquable par une prédomi-
nence inaccoutumée de fièvres typhoïdes.

En 1850, le docteur Garnier, médecin de l'Hôpital militaire
de Versailles, communique à l'Académie de médecine un
Mémoire sur une épidémie d'ictère grave, observée, l'année
précédente, sur les soldats de l'armée d'Italie : dans ce travail,
il établit un parallèle entre la fièvre jaune sporadique et les
ictères dont il fait mention, en vue de démontrer la parfaite
identité de ces deux maladies.

En avril et mai 1855, sur 33 cas d'ictère observés au 1er
régiment de hussards, à Marseille, 23 se manifestèrent sur
deux escadrons logés dans des chambres contiguës.

Avant de rappeler les épidémies mieux connues de ces
dernières années, mentionnons enfin, sans insister, celle qui
régna, en 1858, à Saint-Pierre de la Martinique, sur la population civile et militaire.

En janvier 1859, sévissait sur la garnison de Civita-Vecchia
un ictère compliqué de purpura : le nombre des cas fut de
47 ; 4 furent suivis de mort, 21 graves impliquèrent le séjour
au lit, tous les autres furent légers. Le docteur Fritsch, qui en

fit le sujet de sa thèse inaugurale, s'appesantit peu sur les causes de l'affection ; il parle de fatigue, de nourriture insuffisante, de froid humide, rejette l'intoxication paludéenne, et termine en établissant un rapprochement entre la fièvre jaune et les cas qui font le sujet de ces observations.

La même année, à Pavie, sur 1,022 soldats français, 71 furent atteints d'ictère, tous guérirent.

L'auteur de la relation de l'épidémie d'ictère grave de la maison centrale de Gaillon, le docteur Carville, signale, de mai à octobre 1859, 47 cas et 11 décès, mais il glisse rapidement sur les causes qu'il ignore.

Au printemps de 1862, une épidémie, relatée sans détails par Murchison, succéda à Rotherham, en Angleterre, à une épidémie de fièvre typhoïde d'automne : tous ceux qui avaient eu la fièvre typhoïde furent épargnés par l'ictère.

Dans ses études cliniques de médecine militaire, M. Colin a fait ressortir la fréquence des ictères dans son service au Val de-Grâce, pendant une période de dix années (de 1855 à 1865). Cette dernière année, d'ailleurs de beaucoup la plus chargée en affections bilieuses, fut aussi une des plus fertiles en renseignements étiologiques. Les trois premières saisons nous apportent chacune leur épidémie propre, et chaque épidémie, par la relation dont elle fait le sujet, devient une source de documents précieux et du plus grand intérêt. Avec la saison d'hiver survinrent, dans la garnison d'Arras, 17 cas d'ictère très bénin, ne nécessitant même pas l'envoi à l'hôpital des hommes qui en furent atteints. Ils se montrèrent après le curage d'un fossé de la citadelle, et le docteur Rizet, dans un Mémoire publié à cette occasion, attribue à ce fait l'origine de la maladie, les épidémies se renouvelant dans le civil toutes les fois qu'on curait les égoûts de la ville. « Pour « nous, dit-il, les détritus extraits de cette immense fosse,

« ont suffi à eux seuls pour empoisonner l'économie tout
« entière : cette pernicieuse influence a fait sentir son action
« soit sur le sécrétion de l'organe hépatique, sans agir sur le
« parenchyme, véritable hypercrinie de M. Monneret, soit,
« ce qui, selon nous, serait une meilleure interprétation des
« faits, sur la masse du fluide sanguin en modifiant sa cons-
« titution et la transformation sur place de ses éléments. »

Au mois de mai se déclara, sur le 1er régiment de grenadiers
de la garde et sur une compagnie d'artillerie du même corps,
une maladie à laquelle M. Worms n'a donné d'autre qualifi-
cation que celle d'ictérique. Sur 49 hommes reçus et traités à
l'hôpital, 18 n'ont présenté la maladie qu'à un degré peu prononcé, quoique caractéristique ; 23 ont été atteints plus ou
moins gravement, et 8 ont montré les symptômes les plus
alarmants. La cause de l'affection est ici assez obscure : l'auteur du rapport attribue l'ictère à une altération du sang et
suppose que, probablement sous l'influence d'une élévation
subite de la température ou d'autres causes qui lui échap-
pent, « il s'est opéré dans la vase et l'eau de la citerne sus-
« pecte quelque combinaison toxique spéciale, analogue à
« celles que des écrivains spéciaux et dignes de foi (Gilkrest),
« ont vues se produire dans l'eau de la cale, restée longtemps
« fermée, de certains vaisseaux. »

Quelques mois plus tard, M. Laveran, médecin principal
de 1re classe, adressait au conseil de santé la relation d'une
petite épidémie de fièvre rémittente bilieuse qui s'était décla-
rée à la caserne de Lourcine. Du 25 juillet au 17 août, il entra
au Val-de-Grâce 49 hommes des compagnies du 40e régiment
d'infanterie, la plupart sous-officiers ou vieux soldats. La
maladie a eu, en général, deux périodes, l'une fébrile et
l'autre ictérique ; la deuxième n'existait guère que dans les
cas légers. La durée moyenne de l'affection a été de 12 jours :

on n'a eu à enregistrer qu'un seul décès. L'infection de l'eau de boisson semble être ici le point de départ des accidents.

Après cette sorte de crise qui traverse l'année 1865, le mal semble s'arrêter, et cinq années s'écoulent avant que nous rencontrions de nouvelles observations.

Pendant la guerre franco-allemande, le 1er corps de l'armée bavaroise compta, de février en mai, 799 cas d'ictère ; le corps d'armée saxon fut atteint de même devant Paris.

A la fin de 1871, nous trouvons dans le compte-rendu de l'Académie des Sciences, une note de M. Decaisne sur une épidémie d'ictère essentiel observée à Paris et dans les environs. L'année suivante, une série de cas d'ictère catarrhal est signalée en Allemagne, en même temps que M. Fabre publie une étude sur une épidémie d'ictère idiopathique observée à l'asile d'aliénés de Vaucluse.

Le docteur Klingelhoeffer (1876) relate 35 cas, développés à Heusenstamm, près d'Offenbach, dans l'espace de six mois, d'octobre 1874 à mars 1875, sur une population de 13 à 1400 habitants.

En 1878 paraît le Mémoire du docteur Arnould sur des ictères graves observés avec M. le professeur Coyne, dans la garnison de Lille, en juin 1877. Les malades, au nombre de 10, appartiennent, 2 au train des équipages et les autres au 27e régiment d'artillerie ; tous ont cessé d'être des « jeunes soldats. » Quatre décès se sont produits. L'auteur se croit en présence de l'ictère grave essentiel, auquel conviendrait parfaitement le nom de fièvre jaune nostras. La recherche des causes, absolument négative, lui fait admettre un « principe morbide spécial de la famille des miasmes. »

En 1878 également, M. Kelsch observait une petite épidémie à Constantine.

« Frohlich réunissant les épidémies d'ictère publiées

jusqu'en 1879, en compte 30. Il rappelle que les rapports sanitaires des États-Unis, pendant la guerre de l'Amérique du Nord, signalent, pendant la première année seulement de la campagne, 10,929 cas d'ictère épidémique, sur lesquels 40 morts. »

Les médecins allemands, frappés de la fréquence de l'ictère catarrhal dans leur armée, ont porté leur attention sur ce point, et essayé de mettre en lumière la nature probable des causes productrices de chaque épidémie. Nous trouvons, dans les Archives de médecine et de pharmacie militaires de 1883, un extrait du rapport sanitaire statistique de l'armée prussienne, du 1ᵉʳ avril 1874 au 31 mars 1878 ; les opinions les plus divergentes au point de vue de l'étiologie s'y trouvent consignées. La plus grande analogie existant entre les cas relevés en Allemagne et ceux qui font le sujet de nos observations, nous avons cru qu'il serait intéressant, pour la mettre en relief, de reproduire ici les différentes opinions auxquelles ont donné naissance les diverses épidémies. L'analyse que nous a laissée sur ce sujet, le regretté docteur Zuber, a été pour nous une source féconde de renseignements, à laquelle nous avons largement puisé :

« En quatre ans, on note 4,109 cas d'ictère, en moyenne
« 3,2 pour 1,000 hommes et par an. C'est dans le 13ᵉ corps
« (Wurtembergeois) que l'affection se montra la plus
« fréquente : elle atteignit la proportion considérable de
« 9,4 pour 1,000. Les mois les plus chargés sont ceux de
« mars (833 cas), avril (565) et février (547).

« Goder attire l'attention sur *l'alimentation*. Les ictériques,
« qu'il eut l'occasion de soigner (à Lissa, en 1878), étaient
« tombés malades à une époque où les légumes frais faisaient
« défaut, et où l'on ne mangeait que des légumes secs. Les
« hommes atteints s'étaient fait remarquer par leur goût

« prononcé pour les pois chiches : aussi, ce médecin se
« demande-t-il, si une consommation trop grande de ce
« légume ne conduirait pas à une lésion de l'intestin et par
« suite à la production de l'ictère. De même, en 1876, une
« épidémie, qui régnait à Rastadt, avait été attribuée à la
« consommation exclusive des légumes secs.

« Kœnborn pense que le dégoût de certains aliments a pu
« jouer un certain rôle, et cette opinion est partagée par
« plusieurs observateurs. Ainsi, à Flensburg, l'apparition de
« l'ictère aurait coïncidé avec des allocations trop fréquentes
« de lard, de jambon gras ou de porc frais.

« A Ehrenbreistein, les malades accusaient la viande salée
« d'Amérique. La consommation de comestibles gâtés,
« envoyés par les familles (spécialement de saucissons) a
« été également incriminée.

« D'autres observateurs comme A. Propping, insistent sur
« l'influence de l'*humidité*. A Minden, l'épidémie d'ictère qui
« sévissait en même temps, sur la population civile et
« militaire, fût précédée d'une période prolongée de temps
« humide et pluvieux. Parmi les malades, on comptait,
« chose rare, un officier et un volontaire d'un an. »

Les 16 cas qui furent observés à Soultz, près de Mul-
house, en février et mars 1877, paraissent avoir été tous
consécutifs à un refroidissement et par suite à un catarrhe
des voies digestives.

« A Constance, Viehoff remarque chez les recrues, la
« coïncidence de l'ictère et des angines, ce qui le conduit
« à admettre des influences climatériques.

« Le fait de la prédominance de l'ictère chez les recrues,
« a conduit plusieurs médecins à penser que la cause doit
« être cherchée dans le refroidissement d'organismes encore
« trop peu résistants aux fatigues de la vie militaire. Ce serait
« par conséquent une maladie d'*acclimatation*. »

Fichte remarquant que l'épidémie de Stuttgard, pendant l'hiver de 1877-78, a coïncidé avec une période prolongée de temps sec, observant d'autre part, que, pendant l'épidémie de Posen (1875), malgré l'uniformité et l'excellente qualité de l'ordinaire, l'affection s'était comportée très différemment dans les 4 compagnies du même bataillon, « croit devoir en « attribuer la cause occasionnelle, non pas à l'alimentation « elle-même, mais à ce que le repas est consommé trop « rapidement, surtout par les recrues, et à ce que les exercices « sont repris trop vite, surtout après le repas. Quoique dans « de pareilles conditions, les troubles de la digestion, les « catarrhes intestinaux soient un fait très naturel, ce « médecin penche cependant plutôt à admettre un agent « endémique miasmatique, dont la nature est restée « inconnue. »

« Helfer pense que cet agent est un miasme malarique, né « au printemps, des décompositions opérées à l'intérieur du « sol ».

Ainsi, l'épidémie observée au printemps 1876, à Neuf-Brisach, fut attribuée à une infection provenant d'un fossé qui entoure la ville.

Il semble d'ailleurs qu'il existe un rapport bien évident entre la fièvre intermittente et l'ictère.

A Magdebourg (1873), l'origine de la maladie fut expliquée par ce fait, que les hommes avaient dû avaler pendant les exercices de natation, une certaine quantité d'eau, souillée par les eaux sales des faubourgs et des établissements indus-triels de la ville : explication peu satisfaisante, car les civils qui fréquentaient le même établissement, n'ont jamais pré-senté les mêmes accidents.

Le rapport de 1878 signale en outre l'apparition à Berlin d'une petite épidémie, qui se localisa dans deux compagnies, et dont il fut impossible de connaître la cause, malgré les recherches les plus minutieuses. Quant aux faits qui se sont passés à Cologne, où, sur 7 malades, 3 moururent d'atrophie jaune aiguë, il ressort du rapport de M. Hesse « qu'il s'agis-« sait d'une infection aiguë produite par l'ingestion d'aliments « décomposés ».

En France, le docteur Eudes publie, en 1883, quelques considérations cliniques et étiologiques, sur une série de cas d'ictère qui se sont produits sur les hommes du 10ᵉ bataillon de chasseurs à pied, à Saint-Dié. Du mois d'avril au mois d'août 1880, 22 cas se sont montrés, 17 ont été traités à l'hôpital, et 5 à l'infirmerie. L'origine infectieuse de nature tellurique semble ici hors de doute.

Enfin, les deux dernières épidémies que nous trouvions signalées jusqu'à notre époque, sont celles de Brême, en 1886, observée exclusivement sur les ouvriers d'une usine, et celle de la garnison de Breslau, en 1888.

Nous avons insisté à dessein sur l'ictère des armées, désirant montrer combien sont nombreuses et peu semblables les causes qui ont été invoquées aux différentes époques. Cette divergence d'opinion des auteurs indique suffisamment que la question est loin d'être éclaircie, et permet déjà d'entrevoir les difficultés auxquelles nous devrons nous heurter dans le cours de cette étude.

CHAPITRE II

ÉPIDÉMIE DE LORIENT

Au mois d'avril dernier, notre collègue et ami, le docteur Bastide, aide-major à l'artillerie de marine, frappé de voir se présenter en peu de jours, à sa visite au Polygone, un certain nombre d'hommes atteints d'ictère, nous mit au courant de cette particularité. De nouveaux cas s'étant montrés dans la suite, le fait nous parut curieux, digne d'attention, et nous suggéra l'idée d'en faire le sujet de notre travail inaugural.

Avant de décrire les origines et la marche de notre petite épidémie, nous donnerons sur la distribution des troupes à Lorient quelques renseignements qui nous paraissent indispensables.

La défense du chef-lieu du 3ᵉ arrondissement maritime est assurée par différents corps de la marine et le 62ᵉ régiment d'infanterie de ligne. Ce dernier occupe une vaste caserne bien située sur un des points les plus élevés de la ville. Les troupes de la marine, composées d'artillerie, du bataillon des fusiliers marins, des équipages de la flotte, et d'un bataillon du 2ᵉ régiment d'infanterie de marine, sont toutes logées en contre-bas, à l'extrémité sud de l'arsenal, les unes à terre, les autres sur d'anciennes frégates, mouillées à poste fixe sur la rive droite du Scorff. Les fusiliers marins occupent une caserne à terre ; les hommes de l'infanterie de marine sont répartis sur la *Prudence*, et dans un bâtiment voisin de la rivière ; les matelots de la Division sont embarqués à bord de la *Vengeance* ; enfin l'artillerie est casernée dans de vieilles constructions placées dans l'angle qui sépare l'entrée des deux ports de guerre et de commerce.

Depuis un assez grand nombre d'années, à des époques fixes, et régulièrement deux fois par an, une épidémie de fièvre typhoïde s'abat sur les troupes de la marine. Celle du printemps 1888, entre autres, fut très meurtrière, et les autorités, justement alarmées, résolurent enfin de prendre les mesures que nécessitait un pareil état de choses.

De tout temps le corps le plus éprouvé fut celui de l'artillerie ; il fut l'objet des premières modifications. A cet effet, les troupes furent disséminées sur cinq points différents, à l'arrivée des recrues. Au quartier, à Lorient même, on ne conserva que les soldats déjà anciens ; une batterie et une compagnie de conducteurs furent envoyés au Polygone, à une faible distance de la ville ; le reste de l'effectif fut dispersé sur trois points voisins de la mer et assez éloignés : le fort du Talus, Larmor et Port-Louis.

Le résultat fut excellent : en effet, dans les deux mois de février et mars, époque ordinaire des épidémies de fièvre typhoïde, nous ne relevons que dix cas de cette affection dans les deux hôpitaux de Lorient et de Port-Louis.

C'est à cette même époque que parurent les premiers cas d'ictère : un cas isolé se montra, en février, chez un artilleur ; en mars, deux soldats d'infanterie de marine en furent atteints et entrèrent à l'hôpital. Dans les premiers jours d'avril, deux artilleurs du Polygone et deux matelots de la *Vengeance* furent également dirigés sur l'hôpital. Mais l'attention ne commença

à être éveillée que le jour où plusieurs ictériques se présen-
tèrent en même temps à la visite. C'est ce qui arriva au Polygone : l'affection se cantonna parmi les soldats de la 3ᵉ batterie
et de la 2ᵉ compagnie de conducteurs, et du 14 au 24 avril, 6
hommes furent de nouveau envoyés à l'hôpital.

Presque à la même date, l'ictère apparaissait à Port-Louis,
chez les artilleurs de la 4ᵉ batterie, et, du 13 au 29, 4 étaient
admis en traitement à l'infirmerie et 2 à l'hôpital, tandis
qu'aucun cas ne se montrait chez les hommes de la 8ᵉ batterie,
logés dans un bâtiment voisin et dans les mêmes conditions.

Lorient, le Talus et Larmor furent complètement épargnés.

Le fait devenait d'autant plus intéressant, que tous les
soldats atteints pendant le mois d'avril, étaient nouvellement
arrivés au corps. Consultant alors les feuilles de clinique des
trois hommes entrés en février et en mars, nous avons pu
constater qu'ils avaient tous plus d'un an de service. Cette
petite épidémie, encore problématique, ne semblait donc
dater que du commencement d'avril.

En présence de ces cas nettement localisés à deux batteries
d'artillerie, nous fûmes amené à nous demander s'il n'existait
pas une cause spéciale et d'ordre tout à fait local : c'est dans
cet ordre d'idées, et tout confiant dans le résultat, que nous
avons commencé nos recherches.

Du côté de la population civile, rien ne s'était produit, ou
plutôt les médecins n'avaient été appelés à donner leurs soins
à aucun client.

Les troupes de la guerre avaient déjà présenté une série de
cas de même nature que ceux que nous observions à la
marine, et dès lors notre confiance commençait à s'ébranler.
M. le docteur Michaud, médecin-major du 62ᵉ, voulut bien
nous fournir à ce sujet tous les renseignements qui nous
étaient nécessaires ; qu'il nous permette de lui adresser ici

tous nos remercîments. Du 12 au 28 février, 4 hommes atteints d'ictère catarrhal avaient été exemptés de service ; en mars le nombre fut un peu plus considérable, et, du 6 au 12, 8 nouveaux cas se produisirent. En avril, l'état sanitaire fut excellent ; deux cas furent encore observés, mais dans des conditions différentes ; l'un sur un réserviste déjà malade à son arrivée au corps ; l'autre sur un sous-officier en traitement à l'hôpital pour une autre affection. Tous les hommes atteints, en février et en mars, étaient de jeunes soldats. Un cas isolé, qui, d'ailleurs, termina la série, fut encore observé le 1er mai, sur un homme ayant également moins d'un an de service. L'affection semblait donc plus générale que nous ne nous l'étions figuré tout d'abord.

Il ne nous était pas permis de passer ces faits sous silence, bien qu'ils se fussent produits à une époque antérieure à nos recherches : nous les ferons même intervenir plusieurs fois dans le chapitre de l'étiologie, mais nous ne ferons que les mentionner, sans reproduire les observations, ayant surtout en vue les cas observés sur les troupes de la marine.

A la fin d'avril, les baraques de Port-Louis furent abandonnées et les troupes furent rappelées à Lorient. A la même époque, la 3e batterie et la 2e compagnie de conducteurs, ayant terminé leur période d'exercices au Polygone, furent remplacées et rallièrent le quartier. A dater de ce moment, ce fut Lorient qui nous fournit les malades, mais tous, à l'exception d'un seul, provenaient du Polygone et de Port-Louis, et la plupart étaient déjà plus ou moins indisposés avant leur arrivée à la caserne de la ville.

Nous devons signaler en passant l'entrée à l'hôpital, le 1er mai, d'un ouvrier du port, chez lequel la cause de l'affection a été des plus manifestes, et par suite nous a paru digne d'être notée.

Les jours suivants, l'affection suit son cours parmi les troupes. Le 2 mai, nous recevons un soldat d'infanterie de marine en même temps que deux artilleurs, venant l'un du Polygone, l'autre de Port-Louis. Enfin, du 3 au 9, nous voyons entrer 12 nouveaux malades, dont 7 appartiennent à l'artillerie, 4 à la division et 1 à l'infanterie de marine.

Là se termine la série des cas que nous avons observés, ayant été appelé quelques jours plus tard à continuer nos services au port de Rochefort ; là aussi se termine, du reste, l'épidémie, car nous avons pu savoir qu'aucun cas ne s'était produit depuis notre départ.

Du jour où nous nous sommes décidé à faire de cette question le sujet de notre étude, nous avons examiné et interrogé nous-même les malades à leur entrée à l'hôpital. Pour ceux qui étaient déjà sortis, nous avons consulté les feuilles de clinique ; malheureusement, nous n'y avons pas toujours trouvé tous les renseignements que nous désirions. Dans les observations que nous avons pu recueillir nous-même, nous nous sommes surtout attaché à la recherche des causes : notre service nous appelant ailleurs que dans la salle où se trouvaient les ictériques, et d'autre part, ceux-ci étant presque toujours évacués sur l'hôpital de Port-Louis, après un court séjour à Lorient ; nous n'avons pu les suivre jour par jour et prendre leurs observations aussi complètes que nous l'aurions désiré.

En consultant les registres d'entrée à l'hôpital de Lorient, depuis 1880, nous n'avons relevé que quelques cas isolés d'ictère à cette époque de l'année. A Port-Louis, nous avons constaté la même situation, sauf l'année dernière, où le nombre des cas s'est élevé à 35 pendant l'épidémie de fièvre typhoïde. De son côté, M. le médecin-major du 62e n'avait rien remarqué de semblable les années précédentes. Ces nombreux cas d'ictère sont donc exceptionnels et nous semblent mériter la dénomination de petite épidémie.

CHAPITRE III

SYMPTOMATOLOGIE

Très bénigne chez la plupart de nos malades, l'affection,
sans offrir une gravité excessive, a présenté toutefois chez
quelques-uns, un ensemble de symptômes révélant une
atteinte de l'économie plus profonde qu'on n'eût pu le supposer tout d'abord. Le début de la maladie a été variable dans
les différents cas ; brusque chez quelques-uns, et accompa-
gné d'un cortège symptomatique bien caractérisé, il s'est
développé chez les autres avec lenteur, d'une manière insi-
dieuse, et sans signe nettement accusé. Une céphalalgie intense
avec épistaxis, frisson, courbature et troubles de l'appareil
digestif, tels ont été, dans plusieurs circonstances, les symptômes dominants qui ont ouvert la scène : plusieurs malades
n'ont éprouvé aucun mouvement fébrile, et tout s'est borné
chez eux à quelques troubles gastro-intestinaux, perte d'appétit, coliques et diarrhée ; d'autres enfin, mais peu nombreux, prétendent n'avoir vu survenir aucune modification
dans leur santé, et n'avoir éprouvé un certain malaise que
quatre ou cinq jours après s'être aperçus du changement de
leur teint. Interrogés sur la cause probable de leur indisposition, quelques-uns, provenant de l'artillerie, ont accusé le

lard et l'endaubage qu'ils recevaient en ration ; quelques autres ont invoqué un refroidissement, mais le plus grand nombre a déclaré en ignorer complètement les motifs.

Bien que ayant examiné avec le plus grand soin les débuts de la maladie dans les différents cas, nous n'avons jamais rencontré à l'origine d'émotion vive ni d'excès alimentaires ou alcooliques.

A l'exception de l'artilleur envoyé à l'hôpital en février, et de trois hommes appartenant à l'infanterie de marine, entrés 2 en mars, et 1 en mai, tous les soldats en traitement étaient des jeunes gens de 18 à 22 ans, comptant de trois à quatre mois de service. D'une constitution robuste, en général, la plupart avaient joui jusqu'à ces derniers temps, d'une excellente santé : nous ne relevons dans les antécédents morbides personnels que trois fièvres typhoïdes, une scarlatine, une pleurésie et une névralgie sciatique : les antécédents héréditaires ne sont pas plus chargés ; le rhumatisme et la goutte, un cancer et un cas de tuberculose probable forment le tableau des affections que nous avons rencontrées chez les ascendants directs de 6 de nos malades.

Dans l'énumération des divers symptômes qu'il nous a été donné d'observer à l'arrivée des hommes à l'hôpital, nous allons suivre la marche qui nous a guidé dans notre examen ; nous passerons en revue les différents appareils en tenant compte, autant que possible, de l'ordre d'apparition des phénomènes morbides.

Dans la majorité des cas, les troubles plus ou moins prononcés du tube digestif ont précédé de trois ou quatre jours la teinte jaune des muqueuses et de la peau. La langue, quelquefois belle, était le plus souvent blanchâtre ou couverte d'un enduit saburral ; les nausées ont été observées fréquemment, mais les vomissements bilieux ou même alimentaires sont survenus d'une façon exceptionnelle. Un seul des malades (Observation XVII) a accusé des maux d'estomac avec renvois acides et âcres très pénibles, qui, d'ailleurs, ont persisté pendant assez longtemps ; la percussion chez lui révélait un peu de tympanisme avec une légère tension des parois abdominales ; chez les autres, le ventre avait conservé sa souplesse et n'était le siège d'aucune douleur à la pression. Des coliques, presque toujours accompagnées de diarrhée, ont marqué, dans plus de la moitié des cas, le début des accidents ; elles ont généralement disparu au bout de peu de jours. Plusieurs malades se sont plaints de constipation, quelquefois de coliques en même temps ; d'autres enfin n'ont rien présenté d'anormal.

Les matières fécales, d'une fétidité très prononcée, étaient en général décolorées, mais parfois incomplètement : elles offraient le plus ordinairement une teinte variant du blanc au jaune clair. Certains malades, questionnés sur ce point, ont déclaré qu'ils n'avaient jamais remarqué la couleur, ni l'odeur de leurs selles.

Procédant ensuite à l'examen des annexes du tube digestif, nous n'avons constaté de modifications que du côté du foie ; la rate nous a constamment paru normale.

Dans une dizaine d'observations, nous avons noté, sous l'influence de la plus légère pression à la région hépatique, l'existence d'une sensibilité exagérée, en des points variables : tantôt localisée au creux épigastrique ou au niveau de la vésicule biliaire, la douleur s'est généralisée plusieurs fois à toute la partie de l'hypochondre longeant le rebord des fausses côtes. Assez fréquemment, nous avons constaté, en même temps que la sensibilité à la pression, une augmentation notable du volume du foie : dans plusieurs circonstances, mais plus rarement, nous l'avons trouvé sensible, tout en ayant conservé ses dimensions normales : dans deux cas enfin, cet organe, manifestement plus volumineux que de coutume, n'était le siège d'aucune sensation douloureuse.

Chez la plupart de ces malades, qui ont présenté, à divers degrés, des signes de congestion du foie, la guérison, quoique plus lente, s'est effectuée sans incident.

Du côté des organes sécréteurs, les reins méritent de fixer d'abord notre attention. Qu'il nous soit permis, à ce propos, de remercier notre excellent camarade, M. le pharmacien Lamy, qui a bien voulu se charger de l'analyse des urines des hommes en traitement à Port-Louis. Nous avons procédé nous même à cet examen, dans plusieurs cas, à l'entrée des hommes à l'hôpital de Lorient. En raison du nombre des malades, des évacuations fréquentes d'un hôpital sur l'autre, et enfin des difficultés que nous créait notre absence du service des fiévreux, nous avons dû abandonner les recherches que nous avions commencées sur le dosage de l'urée, et nous attacher à faire ressortir les points les plus importants.

Comme toujours, la coloration foncée des urines frappait les malades dès le début, bien avant l'apparition de l'ictère : quelques-uns même ne se seraient aperçus de leur indisposition que par la teinte anormale de leurs urines et la coloration de leurs yeux.

A réaction faiblement acide, d'une densité oscillant entre 1007 et 1015, les urines ont toujours présenté une coloration rouge-brun plus ou moins foncé ; aussitôt après la miction, on observait à leur surface la présence d'une mousse verdâtre bien nette : souvent limpides, elles offraient parfois en suspension, quelques flocons de mucus. Malgré les recherches les plus minutieuses, jamais on n'a signalé la moindre trace d'albumine. Les matières colorantes de la bile y ont presque toujours été décelées par les divers réactifs en usage : dans deux ou trois observations elles n'ont pas été notées, mais alors l'analyse n'avait pas été faite au début de la maladie, car dans aucun cas, les urines n'ont présenté les caractères des urines hémaphéiques. Quelques-unes, examinées plus complètement, n'ont rien présenté de bien important ; le résultat en est consigné dans les Observations. Au point de vue de la quantité émise chaque jour , les renseignements que nous avons recueillis ne méritent pas d'être signalés.

Comme autre trouble des fonctions sécrétoires, nous devons signaler les sueurs qui sont survenues, les premiers jours, chez quelques malades. D'ailleurs fort rares, elles semblent avoir apparu avec la fièvre et ont cessé rapidement.

En même temps que se montraient les troubles des fonctions digestives et sécrétoires, des phénomènes insolites (céphalalgie et insomnie) se passaient dans le champ de l'innervation, et les malades se sentaient envahis par un malaise général, dont la fièvre semble avoir été le principal agent. Dans un seul cas (Observation XXV), nous avons eu à noter une trop grande tendance au sommeil.

La plupart des malades se sont plaints d'avoir « eu froid, et grand mal à la tête avec faiblesse dans les jambes ; » quelques-uns même n'ont pas ressenti de frisson : deux ou trois seulement accusent un peu de fièvre. Dans tous ces cas, nous croyons qu'il a existé, surtout le soir, un mouvement fébrile plus ou moins fort, car nous avons pu constater, à l'arrivée à l'hôpital d'un certain nombre de ces malades, une légère élévation de la température axillaire, alors que le début de leur affection remontait à plusieurs jours.

C'est seulement trois ou quatre jours après l'apparition de ces premiers symptômes que se manifesta la teinte ictérique : d'abord uniquement visible sur les sclérotiques, elle se généralisa bientôt et envahit rapidement les muqueuses et toute la surface du tégument externe. Très prononcée et très persistante dans certaines circonstances, la coloration de la peau fut, dans d'autres, très légère et de courte durée. Parfois associée à de vives démangeaisons, elle passa souvent sans avoir occasionné le moindre prurit. Dans deux cas nous avons observé une éruption d'acné sur le tronc ; dans deux autres observations (XVI et XIX), des taches rouges non saillantes, dont malheureusement nous ne pouvons préciser la nature, ne les ayant pas vues nous-même, auraient été constatées sur la poitrine et sur les bras.

Dans l'Observation II, nous trouvons signalée la xanthopsie, mais la déclaration du malade, dans l'espèce, nous paraît douteuse : quant à nous, nous ne l'avons jamais rencontrée dans notre série d'Observations ; assez souvent, toutefois, les malades nous ont accusé des troubles de la vision.

Les modifications, survenues dans le domaine de la circulation, se sont montrées, les unes concurremment avec les symptômes du début, les autres consécutivement au passage dans la couche de Malpighi des matières colorantes de la bile. Les épistaxis, observées à l'origine d'un certain nombre de cas, n'ont apparu plusieurs fois que dans le cours de la maladie : chez quelques malades, elles n'ont été rencontrées à aucun moment : elles ont été, d'ailleurs, fugaces et peu abondantes, et même, dans plusieurs occasions, tout s'est borné à une simple congestion des muqueuses pituitaires et gingivales.

Le ralentissement du pouls a rarement fait défaut. Toujours très appréciable, le nombre des pulsations oscillait entre 45 et 60.

L'examen le plus attentif ne nous a jamais révélé de souffle cardiaque bien net ; peut-être chez l'homme qui fait le sujet de l'Observation XIV, le premier bruit de la pointe était-il légèrement soufflant par intervalles, nous n'osons l'affirmer : dans un seul cas (Observation XII), les bruits du cœur étaient un peu sourds.

A l'exception de deux cas de bronchite simple, dont l'une était antérieure à l'ictère, l'appareil respiratoire n'a jamais rien présenté d'anormal.

L'affection n'a pas toujours eu la même durée : d'ordinaire très courte et variant entre 8 et 15 jours, elle a quelquefois franchi ces limites, même en dehors de toute maladie intercurrente, et chez quatre hommes en pleine convalescence (XIV, XVI, XVII et XVIII), nous avons vu survenir de la fièvre pendant deux ou trois jours consécutifs, avec réapparition des symptômes du début, et quelquefois coloration plus foncée de l'urine. Dans un cas (XII), la teinte ictérique des téguments, devenue très légère, s'est de nouveau montrée en s'accusant davantage, mais sans fièvre. Dans presque tous les cas, même parmi les plus légers, la faiblesse et l'amaigrissement des malades ont attiré notre attention ; le plus souvent très accusés, ces deux symptômes se sont trouvés dans plusieurs circonstances associés à un degré d'anémie assez avancé.

Si, pour cette affection, en présence de laquelle nous nous sommes trouvé, et dont nous venons de rappeler les principaux symptômes, le diagnostic d'ictère catarrhal nous semble s'imposer, il n'en est pas de même de la bénignité du pronostic. Bien que nous n'ayons eu à enregistrer aucun décès, il ressort assez clairement de certaines observations que l'organisme a été plusieurs fois assez profondément atteint. Le traitement a été des plus simples : aussi, sans nous y attarder, nous aborderons de suite le chapitre plus intéressant de l'étiologie.

CHAPITRE IV

CONSIDÉRATIONS ÉTIOLOGIQUES

Dans les chapitres qui précèdent, nous avons rapporté l'histoire de la petite épidémie à laquelle nous avons assisté ; nous en avons décrit les symptômes, la marche et la durée, nous avons constaté son peu de gravité et sa disparition aussi brusque que son début, mais notre rôle est loin d'être terminé et nous devons maintenant essayer d'en déterminer l'origine et les causes. Nous ne nous faisons aucune illusion sur la difficulté de notre tâche ; le coup-d'œil, en réalité rapide, que nous avons jeté sur l'ensemble des épidémies, montre assez, par la divergence des opinions émises sur leurs causes, que le problème est loin d'être résolu.

En consultant les registres d'entrée à l'hôpital et les statistiques des années précédentes, nous avons vu signalés chaque année quelques cas d'ictère catarrhal pendant les mois de février, mars et avril. Les trois premières observations que nous avons rapportées, prises sur des hommes déjà anciens au service, recueillies dans un laps de temps relativement considérable, nous semblent devoir être rangées dans cette catégorie, et nous croyons que l'affection n'a pris réellement un caractère épidémique que dans le mois d'avril, époque à laquelle nous la voyons frapper rapidement et en peu de jours un certain nombre d'individus, dans des conditions absolument identiques.

Nos malades sont tous de jeunes soldats, de provenance et de professions diverses, sans antécédents morbides pour la plupart, et doués généralement d'une constitution physique excellente ; leur conduite antérieure nous a paru assez régulière et à l'abri des reproches. Il a donc fallu, pour abattre et mettre hors de service, presque au même moment, tous ces hommes jeunes et forts, qu'il existât une cause indépendante des conditions individuelles, en un mot, une cause générale, seule capable d'expliquer la forme épidémique de la maladie.

La première question qui attira notre attention fut celle de *l'alimentation*. Parmi les malades provenant du Polygone, quelques-uns attribuèrent au lard salé qui leur avait été distribué en ration, les phénomènes qu'ils avaient ressentis. A Port-Louis, ce fut l'endaubage qui fut incriminé, et un moment nous avons pu croire que nous nous trouvions en présence d'un véritable empoisonnement. Mais un examen attentif de la question nous fit bien vite rejeter cette idée. D'abord, plusieurs cas s'étaient déjà montrés avant la première distribution de conserves qui fut faite le 8 avril seulement et beaucoup d'autres furent observés dans la suite, alors que le lard et l'endaubage, examinés avec soin, nous paraissaient de bonne qualité. Qu'il se soit trouvé une ou plusieurs boîtes de conserves de qualité douteuse, parmi celles livrées à la consommation, nous ne pouvons le nier, puisqu'elles n'ont été vues par personne, mais que ce soit là la cause unique des accidents que nous avons observés, nous ne pouvons l'admettre. D'ailleurs, dans ce cas, à moins d'une étrange coïncidence, les hommes seuls de l'artillerie auraient été indisposés. En outre, comme les cuisiniers du Polygone et du

quartier où se trouvaient les soldats déjà anciens, ont pré-
tendu avoir remarqué que le lard était moins bon que de
coutume, il est fort probable que les soldats jeunes et vieux
auraient eu également à se plaindre. Enfin l'apparition de cas
semblables dans le courant des deux mois précédents à la
caserne de la ligne, à une époque où les hommes ne recevaient pas de conserves et avaient une nourriture excellente,
nous paraît un argument bien propre à trancher définitive-
ment la question.

Les autres aliments n'ayant jamais donné lieu au moindre
soupçon, nous les passerons sous silence et nous nous occu-
perons, sans plus tarder, de la question si importante des
eaux de boisson.

Par suite de la dissémination des troupes, l'eau que buvaient les hommes variait avec les endroits dans lesquels ils
avaient été répartis. Un point semble commun à ces différentes eaux, c'est leur richesse en *bactéries*, constatée à plusieurs reprises.

A Port-Louis, où se trouvaient la 4ᵉ et la 8ᵉ batterie, les
hommes de la première seulement furent éprouvés ; or, l'eau
était la même pour tous et provenait d'un puits où s'alimente
la plus grande partie de la population civile. Ce puits était
voisin des sardineries ; son eau a donc pu être souillée par les
infiltrations dans le sol des eaux de lavage de ces deux bâtiments. Voici les résultats de l'analyse qu'a bien voulu nous
en fournir M. le pharmacien Liotard : « Degré hydrotimétri-
« que, 15 ; chlorures, $0^{gr},03$ pour 1,000 ; résidu d'évaporation
« pour un litre à 100 degrés, $0^{gr},50$; matières organiques : 1°
« par le permanganate de potasse, un litre de l'eau décompose
« $0^{gr},0736$ de permanganate ; 2° par calcination, les $0^{gr},50$ de
« résidu d'évaporation calcinés perdent $0^{gr},075$, ce qui indi-
« que pour un litre $0^{gr},075$ de matières organiques (approxi-

« mativement, ces deux derniers procédés n'ayant qu'une
« exactitude relative).

« L'analyse qualitative du résidu d'évaporation indique
« qu'il est composé, en majeure partie, de sulfate de chaux
« et de chlorures. Il n'y a ni fer, ni magnésie. »

L'eau du Polygone provient, comme celle de la ville et de
la caserne du 62e, des sources prises dans la commune de
Queven, à 5 ou 6 kilomètres, sur la rive droite du Scorff.
L'analyse que nous devons à l'obligeance de M. le pharmacien
de 1re classe Chalufour, nous la montre pourtant un peu diffé-
rente de celle de la caserne de la ligne. Nous avons trouvé,
pour cette dernière, les résultats suivants consignés sur le
registre du laboratoire de chimie, à la date du 5 mai 1888 :
degré hydrotimétrique, 4 ; résidu salin par litre, $0^{gr},66$;
matières organiques correspondant à $0^{gr},0079$ de permanganate de potasse par litre, soit $0^{gr},002$ environ exprimés en
oxygène. Le rapport établi à cette occasion se terminait ainsi :
« L'analyse des éléments minéraux et le degré hydrotimé-
« trique indiquent une eau potable et de bonne qualité ; les
« matières organiques n'existent pas en quantité anormale :
« elles ne sont pas d'origine animale, azotées, et par consé-
« quent ne sont pas susceptibles de rendre l'eau impropre
« aux usages domestiques. »

L'eau du Polygone en diffère surtout par son degré hydrotimétrique, beaucoup plus élevé (18 au lieu de 4) : le résidu
salin est de $0^{gr},60$ par litre, la quantité de matières organiques ne dépasse pas 2 milligrammes.

Nous est-il permis, avec les données que nous possédons
sur ces eaux de sources et de composition différentes, d'en
faire les seuls agents producteurs des phénomènes morbides
que nous avons constatés ? L'examen bactériologique nous
faisant défaut, nous ne pouvons nous prononcer sur ce point.

Comme le fait remarquer M. le professeur Morache, « l'eau potable devrait être exempte de matières organiques ; leur moindre inconvénient est de la désoxygéner, leur décomposition la rend putride. » Malheureusement, le fait est bien rare, et toutes les eaux que nous buvons en renferment plus ou moins. Si nous nous en rapportons aux chiffres admis par M. Fauré, de Bordeaux, une eau, pour être potable, ne doit pas contenir plus de $0^{gr},60$ centigrammes de matières salines ou terreuses et plus de $0^{gr},01$ centigramme de matières organiques.

Dans ces conditions, l'eau de Port-Louis devrait donc être considérée comme nuisible par sa richesse en matières organiques, et celle de la caserne de la ligne comme un peu lourde ; l'eau du Polygone, au contraire, serait de bonne qualité. Mais la richesse d'une eau, en matières organiques, n'est pas forcément en rapport avec l'influence fâcheuse qu'elle peut exercer sur l'organisme, et il est possible qu'une eau, considérée comme excellente, contienne plus de microbes pathogènes qu'une autre rendue suspecte par la présence d'une quantité anormale de matières organiques.

L'eau la meilleure peut aussi, surtout chez le soldat, déterminer des troubles de l'appareil gastro-intestinal, soit qu'elle ait été ingérée en trop grande quantité, soit qu'elle ne présente pas les conditions de fraîcheur suffisantes, mais ces dernières considérations ne nous paraissent guère devoir intervenir dans l'étiologie de notre manifestation épidémique.

Il nous reste encore à examiner, si l'eau que buvaient les troupes logées dans l'Arsenal a pu exercer sur elles une influence quelconque. Nous n'avons pas reproduit ici les analyses de l'eau des différentes casernes de la marine ; elles se trouvent consignées dans les *Annales d'hygiène publique et de médecine légale*, de 1887, dans un rapport que firent, à la demande du ministre de la marine, MM. Brouardel et Chantemesse, sur l'origine des épidémies de fièvre typhoïde à Lorient.

Tirée de sources situées dans la commune de Plœmeur, à 2 kilomètres de Lorient, cette eau est incontestablement et à juste titre la plus suspecte. Constamment souillée par les déjections de la population transportées dans les prairies qui entourent la ville et par les déjections des malades de l'hôpital civil, (le principal acqueduc parcourt le jardin de l'hôpital), elle circule en outre dans des tuyaux en plomb datant de plus d'un siècle et d'une étancheité forcément imparfaite. On comprend, dès lors, qu'il puisse résulter de son absorption, des malaises et des troubles digestifs. Il résulte de l'enquête de MM. Brouardel et Chantemesse, que la cause principale des épidémies typhoïdes, « c'est l'infection intermittente de « l'eau potable. » « Ainsi, deux fois par an, on jette de « l'engrais humain sur les prairies, d'où sortent les sources « qui alimentent les casernes de l'Arsenal, et deux fois par « an, une épidémie de fièvre typhoïde éclate. Le fumage « a lieu d'abord en janvier et février, puis en août ; les « épidémies apparaissent en mars et en octobre ou novembre. « C'est la pluie qui est le lien qui unit étroitement ces deux « faits, fumage des terres et éclosion de la fièvre typhoïde. »

Ces conclusions ne visent que les eaux des casernes de l'Arsenal maritime, et ces eaux ne sauraient suffire à elles seules à nous donner l'explication des accidents, puisqu'une dizaine d'hommes seulement en auraient fait usage.

Si, dans le cas présent, nous n'avons pas le droit d'incriminer exclusivement les eaux des différents foyers épidémiques, n'ayant pu en faire l'analyse bactériologique, il ne nous est pas permis davantage de les écarter de notre étiologie ; nous devons même les tenir pour suspectes.

Un certain doute plane donc sur la question ; aussi devons-nous l'examiner à un autre point de vue : nous allons d'abord nous préoccuper du *logement*.

Port-Louis. — Les deux batteries envoyées à Port-Louis occupaient des locaux destinés à recevoir les sardines, à l'époque de la pêche. Ces deux sardineries, situées au bord de la mer, sur un terrain assez élevé, parallèlement l'une à l'autre, recevaient l'air et la lumière par des ouvertures assez étroites, pratiquées sur les côtés Est et Ouest, et en nombre certainement insuffisant. L'une , formée d'un seul corps de logis, était occupée par la 4ᵉ batterie ; l'autre possédait une aile supplémentaire, perpendiculaire au principal corps de bâtiment, plus petite, mais mieux aérée, et recevant directement la brise de mer par le côté Sud ; c'était dans cette dernière que se trouvait la 8ᵉ batterie. Nous avons été surtout frappé de l'humidité qui régnait dans ces deux bâtiments, dans les endroits où le sel avait séjourné : le sol n'était même pas recouvert de planches dans toute son étendue. Le local où étaient installés les hommes de la 4ᵉ batterie, la seule qui ait eu des malades, se composait, nous venons de le dire, d'un simple bâtiment sans aile adjacente : moins aéré que celui de la batterie voisine, il était en outre de construction plus ancienne et semblait plus humide.

Nous croyons devoir signaler à ce sujet, que déjà, dans la première quinzaine de février, des cas nombreux de diarrhée avec vomissements s'étaient montrés à Port-Louis, en même temps que se déclarait à Larmor une véritable épidémie de diarrhée , mais sans signes d'embarras gastrique. Dans ce dernier endroit, les troupes occupaient également des sardineries au bord de la mer. L'affection avait été attribuée des deux côtés, aux pluies abondantes qui tombaient en ce moment et à la grande humidité qui régnait, par suite de l'introduction et du séjour de l'eau dans les baraques.

Polygone. — Le Polygone est un vaste carré de terrain, entouré d'un rideau d'arbres élevés, où se font tous les ans les manœuvres à cheval de l'artillerie. Les chevaux et les mulets y restent toute l'année. Les hommes n'y séjournent que pendant la durée de leur période d'exercices. Ils y occupent des baraques en bois, bien exposées au Nord et au Sud, mais dont l'aération et la grandeur nous ont paru insuffisantes, pour le nombre de lits qu'elles renferment. Les latrines, disposées dans le voisinage, du côté Nord où Nord-Ouest, sont vidées chaque jour.

Ici l'affection ne s'est pas cantonnée dans une seule baraque, comme à Port-Louis : chacune a fourni son contingent plus ou moins fort.

Lorient. — Quant aux matelots et aux soldats d'infanterie de marine qui tombèrent malades, presque tous logeaient à bord des bateaux mouillés en permanence dans l'Arsenal ; deux ou trois seulement provenaient des casernes à terre.

Si nous ajoutons que la caserne Bisson (62e), parfaitement aménagée, est dans d'excellentes conditions de salubrité, on comprendra que si le logement, différent avec chaque corps de troupes, a pu quelquefois contribuer dans une certaine mesure au développement de la maladie, dans d'autres circonstances, son influence doit être écartée sans conteste.

Continuons donc nos recherches et voyons si nous ne trouverons pas ailleurs une explication plus satisfaisante. Parmi tous nos malades, seuls ceux qui provenaient du Polygone se sont plaints d'avoir eu un service plus pénible et plus *fatigant* que de coutume. En effet, les manœuvres à cheval et les manœuvres d'artillerie de chaque jour, jointes quelquefois aux manœuvres de force et aux gardes d'écurie revenant toutes les trois ou quatre nuits, expliquent jusqu'à un certain point, que des hommes peu habitués à ce genre de travaux, aient eu à en souffrir quelque peu. Mais ici encore le cas est exceptionnel, et cette influence, si tant est qu'elle existe, ne peut nous contenter.

Reste la question des *influences atmosphériques* et *telluriques*. Voyons ce qu'il faut en penser. Les deux mois de mars et avril ont été particulièrement brumeux, pluvieux et sujets à des variations atmosphériques : la température moyenne de mars a été de 6°6, celle d'avril de 9°9, et plusieurs fois nous avons vu se produire des écarts de température de plus de 9° dans la même journée. Les vents dominants ont soufflé du Sud-Ouest en mars, et du Nord-Ouest en avril.

Si nous avons eu affaire ici à une cause d'origine uniquement atmosphérique, comment expliquer que les troupes du Talus n'aient pas été éprouvées, alors que, logées sous la tente et dans des casemates au bord de la mer, elles étaient plus que les autres exposées aux influences de l'air extérieur. Du reste, dans ces circonstances, n'est-il pas probable que l'affection eût atteint également, sans distinction aucune, la population civile et militaire ? Or, nous l'avons déjà dit, les médecins civils n'ont eu à soigner aucun cas d'ictère dans leur clientèle. En admettant même qu'on ne les eût pas fait appeler pour cette affection d'apparence si bénigne, pouvons-nous supposer qu'elle fût passée inaperçue, si elle avait régné en même temps sur un certain nombre d'individus ?

N'aurions-nous pas nous-même vu en traitement à l'hôpital maritime plusieurs ouvriers de l'Arsenal, si enclins à se reposer, dès qu'ils en trouvent l'occasion ? Or, nous n'avons observé qu'un seul ictère chez un ouvrier charpentier, et cet ictère était lié à un embarras gastro-intestinal consécutif à des libations trop copieuses d'alcool, de kirsch principalement.

Au point de vue de l'origine tellurique, nos recherches n'ont pas été plus fructueuses. Le terrain sur lequel reposent la ville et les environs de Lorient est un plateau formé de granit et de gneiss, et partant peu riche en matières organiques. Les fièvres intermittentes y sont peu fréquentes d'ordinaire ; aussi la possibilité de l'influence tellurique sur la production et le développement de nos ictères nous parut-elle tout d'abord très hypothétique. En considérant, en effet, l'époque à laquelle s'était montrée l'affection, la température peu élevée qui existait alors, et la nature du terrain, cet examen tout superficiel qu'il fût, ne put que nous faire persévérer dans notre idée première. Mais en examinant la question de plus près et en passant en revue chacun des foyers épidémiques, un certain doute, tout passager du reste, s'éleva dans notre esprit.

Le rocher sur lequel est bâtie la petite ville de Port-Louis forme une presqu'île peu étendue, où rien ne saurait expliquer la présence de maladies telluriques : seule, la vase qui découvre à mer basse du côté de la rade, pourrait à la rigueur être incriminée, mais outre que les sardineries en sont assez éloignées et dans une direction opposée, elles sont encore protégées par toute une ligne d'habitations formant la plus grande partie de la ville.

Dans les environs du Polygone, nous avons relevé dans les directions N. N.-O. et N.-E., deux bas-fonds qu'on est en train de combler. Le premier situé près d'une mare assez étendue, dite étang du Faouëdic, est au S.-O. de la caserne Bisson. Or, les cas les plus nombreux observés au 62ᵉ, se sont montrés du 6 au 12 mars, et nous ne trouvons signalée qu'une petite brise de S.-O., à la date du 9. D'autre part, à l'époque où nous prenions nos observations, 400 soldats étaient campés au pied du rempart, entre la caserne et l'étang, sous le vent de ce dernier, et bien que le temps ne se fût guère amélioré, aucun accès de fièvre ne s'était déclaré. D'ailleurs, les hommes occupés à combler le bas fond n'ont également rien éprouvé. Il nous est donc permis de conclure à la même innocuité de ce point, pour les habitants du Polygone.

Les hommes qui travaillaient à combler la deuxième dépression de terrain, subissaient les mêmes influences. Notre argumentation pourrait donc s'appliquer à eux également. Ajoutons que la terre était absolument sèche et nullement susceptible, à notre avis, d'exercer sur leur santé une influence quelconque.

Du côté de l'arsenal maritime, deux points méritent de fixer notre attention : la présence de vases sur les bords de la rivière, et quelques petits travaux de terrassement exécutés par les soldats d'infanterie de marine. Pas plus que dans les cas précédents, nous ne croyons à l'intervention de ces facteurs dans la genèse de nos ictères ; en effet, les points le plus directement en contact avec les vases, à l'endroit où elles nous semblent surtout pouvoir exercer une influence fâcheuse, sont la caserne d'artillerie et l'hôpital de la marine, dont les murs s'élèvent sur la rive même ; rien ne s'y est produit.

D'autre part, les travaux de terrassement commencés depuis longtemps déjà, à l'autre extrémité de l'arsenal, n'avaient donné lieu à aucune remarque ; plusieurs des soldats atteints n'y avaient même pas pris part, et nous sommes persuadé qu'en cas de maladie née sur place, les fusiliers marins, les premiers, auraient payé leur tribut, étant appelés dans le voisinage par leurs exercices de chaque jour.

La dernière raison qui nous détermine à rejeter l'influence

tellurique, est la marche des symptômes que nous avons observés ; dans plusieurs cas, nous n'avons enregistré aucun mouvement fébrile ; dans les observations où la fièvre a été constatée, nous n'avons jamais noté d'accès franc paludéen ; en dernier lieu, l'absence de tuméfaction de la rate et d'intermittence plus marquée des accès fébriles, nous semblent expliquer suffisamment notre manière de voir.

Quelle est donc la nature de l'affection dont nous avons vu le tableau symptomatique se dérouler devant nous ?

En présence des résultats peu satisfaisants que nous fournissait l'étude des causes précédemment examinées, aucune ne nous donnant à elle seule la solution du problème, nous avons dû admettre un ensemble étiologique complexe, dont l'analyse nous a conduit à établir un rapprochement entre la maladie dominante du pays, la fièvre typhoïde, et notre petite manifestation épidémique.

Signalons à ce propos la marche ordinaire des épidémies qui sévissent chaque année sur la garnison de Lorient. Février, mars et avril, sont les trois mois pendant lesquels la *dothiénentérie* exerce surtout ses ravages et fait le plus de victimes. Nous avons déjà vu que, cette année, peu de cas s'étaient montrés dans le courant des deux premiers mois ; le troisième ne fut guère plus chargé. En mai, quand se termina l'épidémie d'ictère, le nombre des fièvres typhoïdes fut un peu plus considérable.

Les troupes le plus souvent atteintes et le plus cruellement frappées, ont toujours été l'artillerie, l'infanterie de marine et la division des équipages de la flotte. Les soldats du 62ᵉ de ligne, placés dans de meilleures conditions hygiéniques, avaient été épargnés jusqu'à l'année dernière.

On a vu, à diverses reprises, de petites épidémies d'ictère se développer avant, pendant ou après des épidémies de fièvre typhoïde ; malheureusement, elles n'ont pas toujours été publiées, et personnellement nous en avons entendu citer plusieurs dont les relations n'ont jamais paru : les 35 cas que nous avons relevés à l'hôpital de Port-Louis sur la statistique des mois de février, mars, avril et mai 1888, développés concurremment avec 196 cas de fièvre typhoïde, en peuvent être un exemple. Il semble donc qu'il existe entre ces deux affections une certaine relation.

Ozanam cite l'ictère comme un des signes favorables au pronostic de la fièvre muqueuse. Nous lisons dans le *Dictionnaire des sciences médicales* (1818), à propos de l'ictère fébrile, que cette espèce de jaunisse est « admise par la plupart de « ceux qui ont écrit sur cette affection. Elle a reçu des auteurs « différentes dénominations, suivant l'espèce de fièvre avec « laquelle ils l'ont étudiée. Les uns l'appellent jaunisse par « fièvre de mauvais caractère, jaunisse typhoïde, jaunisse « tenant à une fièvre intermittente, d'autres seulement la « nomment jaunisse fébrile. Les *fièvres gastriques* ou bilieuses, « soit *continues*, soit intermittentes, sont quelquefois précé- « dées, accompagnées ou suivies d'ictère. »

Dans le même ouvrage, nous trouvous encore que « diffé- « rents genres de pyrexies, tels que la *fièvre gastrique continue*, « sont souvent accompagnés d'un état ictérique. »

Au sujet de l'ictère épidémique, nous voyons dans le *Compendium de médecine pratique* que « l'ictère n'est fébrile, apyré- « tique, continu, intermittent, etc., que parce qu'il y a der- « rière lui une affection locale ou générale qui revêt ces « diverses formes. »

Dans son *Traité des maladies infectieuses*, Griesinger écrivait, après avoir signalé l'apparition de l'ictère dans la fièvre typhoïde, comme un phénomène assez rare, mais d'un grand intérêt : « Il y a, du reste, des épidémies où cette complica-

« tion est plus fréquente ; elle aurait été observée plus sou-
« vent autrefois qu'aujourd'hui, car beaucoup d'épidémies
« de fièvres bilieuses avec ictère signalées dans l'étude des
« anciennes épidémies ont été évidemment des fièvres
« typhoïdes. » Plus loin l'auteur ajoute : « L'ictère apparaît
« dans la première période de la fièvre typhoïde, le plus
« souvent de très bonne heure ; il est léger, transitoire, sans
« aucune influence sur le cours de la maladie et vraisembla-
« blement de *nature catarrhale* par propagation du catarrhe
« de l'intestin grêle aux voies biliaires ; cet ictère paraît sur-
« tout se produire dans quelques épidémies. » Le même
auteur signale, en outre, un point qui nous a semblé resserrer
plus étroitement le lien qui unit ces deux affections. « Dans
« la fiévre typhoïde, la matière colorante de la bile se retrouve
« du reste souvent dans l'urine, sans qu'il y ait trace d'ictère. »

Dans un Mémoire publié en 1884 sur les ictères graves spo-
radiques curables, M. le professeur agrégé Rondot rapporte
deux cas de guérison d'ictère grave primitif ou typhoïde,
correspondant à la fièvre ictérique de Lancereaux. « Il n'y a
« guère plus de dix ans, dit-il, que Grellety-Bosviel, frappé de
« cette heureuse terminaison dans trois cas qu'il a rapportés,
« et les trouvant tellement en contradiction avec ce que l'on
« connaissait alors du pronostic, les englobait sous la rubrique
« d'ictères pseudo-graves. » « Cette curabilité, ajoute M.
« Rondot, n'appartient pas seulement aux cas isolés, elle se
« retrouve également dans les épidémies. »

Enfin, le docteur Kelsch, dans une étude assez récente sur
la nature de l'ictère catarrhal, admet que c'est une maladie
spécifique, infectieuse, et conclut en disant : « Que les foyers
« infectieux lui étant communs avec la malaria et la dothié-
« nentérie, on s'explique la coincidence signalée dans certains
« cas des épidémies d'ictère et de fièvre intermittente ou
« typhoïde. »

Nous avons cru qu'il n'était pas sans intérêt de reproduire ces quelques lignes, dues à la plume des auteurs qui se sont le plus occupés de la question et ont acquis en la matière une compétence indiscutable. Nous allons maintenant exposer les motifs qui nous ont amené à envisager notre sujet sous ce jour, non pas nouveau, mais un peu particulier.

L'affection en présence de laquelle nous nous sommes trouvé, n'est autre chose qu'un embarras gastrique parfois apyrétique, le plus souvent fébrile. Développé à une époque où éclate d'ordinaire la fièvre typhoïde, cet embarras gastrique a atteint plus particulièrement les hommes faisant partie des corps de troupes le plus éprouvés en temps normal. Bien distinct des maladies saisonnières, dont le caractère constant est d'étendre leur règne sur les différentes classes de la population soumises aux mêmes influences atmosphériques, il s'est montré, à des époques différentes, au 62e et à la marine, frappant des hommes jeunes, sans antécédents morbides pour la plupart, nouvellement arrivés au corps et par suite soumis à un régime alimentaire nouveau et à un genre de vie auquel ils n'étaient pas habitués. Si, à la cause générale que nous croyons trouver dans des eaux de qualité mauvaise ou douteuse, nous ajoutons les causes particulières que nous avons signalées en différentes occasions dans le cours de ce chapitre, à savoir : une alimentation parfois suspecte, le séjour dans des sardineries, un certain encombrement associé à un défaut d'aération et à des fatigues indéniables, ne nous est-il pas permis de voir dans cette affection quelque chose de plus qu'un simple embarras gastrique ?

Si nous complétons ce tableau en faisant remarquer la forme épidémique sous laquelle s'est manifestée la maladie, se généralisant à tous les corps de troupes en même temps qu'elle se localisait sur certains points ; en constatant qu'au moment où elle prit fin, le nombre des fièvres typhoïdes augmenta sensiblement ; en rappelant les symptômes du début dans la plupart des cas (élévation de la température, céphalalgie, courbature générale, épistaxis et insomnie) ; en signalant enfin les rechutes que nous avons vues survenir à plusieurs reprises, toutes ces considérations ne semblent-elles pas de nature à justifier cette hypothèse, que dans le cas qui nous occupe, nous avons dû assister à une manifestation d'une fièvre typhoïde abortive ?

Griesinger, qui, un des premiers a affirmé l'existence de la fièvre typhoïde abortive, l'a décrite sous le nom de typhus levissimus. « La dénomination de levissimus se rapporte « moins, dit-il, au caractère léger de l'expression symp- « tomatique, qu'à la courte durée de la maladie. Le déve- « loppement incomplet du processus caractérisé par cette « marche abrégée de l'affection est le caractère essentiel de « ces cas. »

Après avoir décrit brièvement le typhus levissimus, le même auteur ajoute : « Cette manière générale de consi- « dérer les formes des maladies que nous venons de décrire « comme une affection typhoïde n'est pas acceptée aujour- « d'hui d'une manière générale, c'est là un fait connu. On « craint de se séparer de la description ordinaire de la mala- « die et de l'anatomie pathologique, en appelant typhus une « affection quelconque, et l'on n'est pas encore habitué à se « représenter que toutes les maladies, infectieuses ont leurs « formes les plus légères ; ces maladies on les retrouve dans « les épidémies, mais on les sépare artificiellement des cas « confirmés, et on les appelle, uniquement à cause de leur « courte durée, des catarrhes aigus de l'estomac, bien que « les symptômes principaux du catarrhe gastrique fassent « défaut et que la rate soit tuméfiée, ou bien on les considère

« comme une fièvre gastrique ou rhumatismale. » Plus loin, nous lisons encore qu'il peut y avoir, dans la fébricule typhoïde comme dans la fièvre typhoïde normale, rechute ou récidive.

Nous trouvons enfin, dans les *Archives de médecine et de pharmacie militaires de 1885*, un compte-rendu d'observations publiées par MM. Kiener et Kelsch sur la fièvre éphémère et sur l'embarras gastrique fébrile. Nous avons cru qu'il ne serait pas sans intérêt de le reproduire ici, comme pouvant servir notre cause et confirmer notre dire.

« Ces deux communications, dit M. Lubanski, intéressent « particulièrement la médecine d'armée ; elles visent, en « effet, l'interprétation et la classification de ces fébricules « de courte durée et de peu de gravité si fréquentes chez le « soldat. S'agit-il, dans ces cas, de formes abortives des « grandes pyrexies régnantes et principalement de la fièvre « typhoïde, ou d'entités distinctes, de maladies *sui generis ?*

« On sait les noms très divers et peu significatifs sous lesquels « sont connues ces petites pyrexies : fièvre gastrique simple, « fièvre gastrique bilieuse, catarrhe gastrique fébrile, etc. M. « Kiener rejette les influences météoriques comme causes « des fièvres éphémères et n'hésite pas à voir dans celles-ci « les manifestations spécifiques d'une cause encore inconnue, « probablement infectieuse. Pour M. Kelsch, l'embarras gas- « trique fébrile n'est pas autre chose qu'une forme atténuée « de la fièvre typhoïde, un diminutif de la fébricule typhoïde. « On sait, d'ailleurs, que l'identité de nature entre l'embarras « gastrique fébrile et la fièvre typhoïde, est un fait d'obser- « vation accepté par le plus grand nombre des médecins « militaires et enseigné par nos maîtres les plus autorisés. »

Nous n'ajouterons rien pour défendre notre opinion. Nous l'avons émise parce qu'elle nous a paru la plus probable et la plus vraisemblable après la discussion étiologique.

S'il nous était permis d'établir des conlusions, nous les formulerions volontiers de la façon suivante :

1° Pour nous, l'ictère catarrhal épidémique que nous avons observé, est une manifestation de la fièvre typhoïde abortive ;

2° Si, dans le cas particulier, les germes typhoïdiques n'ont pas donné lieu à une manifestation plus grave, nous croyons qu'on peut attribuer cette bénignité relative et cette forme ictérique à la dissémination des troupes, dissémination que nous regardons comme un excellent moyen prophylactique à employer chaque année, aux époques régulières des épidémies, jusqu'à ce qu'aient été opérées les principales réformes que nécessitent la salubrité des casernes et la pureté des eaux.

CHAPITRE V

OBSERVATIONS

En raison du nombre des observations, nous les reproduisons très abrégées, en ne signalant que les points principaux : nous n'y avons consigné la température des malades qu'à la date du jour de leur entrée à l'hôpital, et, en dehors de cette époque, dans les cas seulement où elle a dépassé la normale. Le traitement, réduit le plus souvent à quelques purgatifs, a été passé sous silence. Nous n'avons pas cru davantage devoir reproduire l'observation de l'ouvrier du port, dont nous avons parlé, la cause de sa maladie (que nous avons mentionnée en passant), étant le seul côté intéressant de son histoire.

OBSERVATION I

(Recueillie sur la feuille de clinique du malade).

Mal... (Louis), 23 ans, 2ᵉ compagnie de conducteurs ; 15 mois de service.

Antécédents personnels : Rougeole en mai 1888 ; sort de l'hôpital le 9 juin.

Entre de nouveau le 15 juin pour embarras gastrique et part le 10 juillet en convalescence.

Envoyé à l'hopital le 21 février 1889 pour ictère. T. soir : 37°5.

Dans la nuit du 15 au 16, cet homme a été pris de vomissements bilieux et de diarrhée ; les jours suivants, céphalalgie, malaise général. Il y a trois jours, ce malaise augmentant, il s'est présenté à la visite. A pris, il y a deux jours, un purgatif ; n'avait pas de constipation.

A l'examen : teinte ictérique de la peau et des conjonctives, dont le malade s'est aperçu le 18 ; elle augmente depuis cette date. Pas de démangeaisons. La langue n'est pas saburrale ; depuis l'apparition de l'ictère, nausées persistantes ; vomissements alimentaires et amers qui ont cessé hier ; deux selles depuis hier matin.

22. — Le foie sensible à la percussion est augmenté de volume. Ce soir, la céphalalgie est beaucoup plus forte. Pas de fièvre.

23. — Les urines contenaient, hier, un dépôt abondant d'apparence uratique ; aujourd'hui, il n'y a qu'un nuage de mucus. Traitées par l'acide azotique et la teinture d'iode, elles présentent la réaction de la bile ; elles ne contiennent pas d'albumine.

27. — Les urines ne contiennent plus de bile.

3 mars. — Poids : 63 kil.

16. — Application d'un vésicatoire à la région hépatique.

17. — Poids : 62^{k}500.

19. — Sort guéri.

OBSERVATION II

(Feuille de clinique)

Raim.. (Henri), 22 ans, soldat de 2ᵉ classe, d'Infanterie de marine ;
14 mois de service.

Entre à l'hôpital le 3 mars ; le billet d'entrée donne les renseignements suivants : « Ictère par rétention. T. : m., 37°4. Pouls ralenti, insomnie, décoloration des selles. » T. : s., 36°3.

4. — Depuis une quinzaine de jours, cet homme s'est aperçu qu'il commençait à devenir jaune ; cette teinte serait survenue à la suite d'un refroidissement : il n'a pas fait d'écart de régime et n'a pas eu d'émotion vive.

Examen du malade : Teinte subictérique de la peau, des muqueuses et des conjonctives ; langue belle ; bouche un peu pâteuse, amère ; perte de l'appétit. Depuis avant-hier, quelques nausées, mais pas de vomissements ; constipation. De temps à autre, douleur dans la moitié gauche de la région épigastrique ; le foie n'est pas augmenté de volume.

Les bruits du cœur sont normaux. Pas de fièvre, pouls, 76.

Démangeaisons. Céphalalgie persistante. Insomnie au début ; le malade a dormi un peu la nuit dernière.

Il semble au malade que les objets sont légèrement colorés en jaune.

Les urines ont un reflet jaune verdâtre ; elles sont acides.

4, soir. — Les selles ont la couleur normale.

5. — Les urines sont toujours acides ; on reconnaît en les traitant soit par l'acide azotique, soit par la teinture d'iode, la présence d'une petite quantité de pigments biliaires.

Poids du malade : 54^{k}500.

7. — L'ictère a peu de tendance à disparaître ; le malade est évacué sur l'hôpital de Port-Louis.

10. — Poids : 54^{k}500.

16. — Dit avoir eu hier des selles diarrhéiques et sanglantes.

17. — Poids : 55 kil.

24. — Poids : 54^{k}500.

31. — Poids : 54^{k}500.

Sort le 4 avril, guéri.

OBSERVATION III

(Feuille de clinique)

P... (Charles), 24 ans, caporal d'infanterie de marine, 30 mois de service.

Entre à l'hôpital le 30 mars, avec la note suivante : « Ictère catarrhal. T. : 36 ; pouls : 60. S'est présenté ce matin à l'infirmerie et a été dirigé sur l'hôpital immédiatement. »

Il y a quinze jours environ, le malade prétend avoir eu froid au ventre, puis avoir été pris de diarrhée dont il se plaint encore.

Actuellement, langue bonne, pas d'appétit, douleurs abdominales, pas de selles dans la journée ; deux ou trois selles dans la nuit. Peau jaune ; urines également jaunes. Sommeil agité ; pouls régulier ; pas de fièvre. T. : S., 36°8.

31. — Le malade n'a pas dormi cette nuit.

Sort guéri le 6 avril.

OBSERVATION IV

(Feuille de clinique)

Cas... (Jules-Bernard), 21 ans, 2ᵉ compagnie de conducteurs, 3 mois de service.

Entré le 2 avril. Provient du Polygone.

Note du billet d'entrée : « S'est présenté hier matin, ictère peu prononcé, céphalalgie, perte d'appétit. Prescription : sulfate de soude, 40 gr. Ce matin , ictère très prononcé ; le malade accuse une céphalalgie très vive. »

2. — T. : m., 37°3 ; s., 37°9.

4. — Plus de céphalalgie ; l'anorexie a aussi disparu : teinte jaune moins foncée ; le malade se trouve bien et demande à manger.

Sort le 6 avril.

Les quatre hommes qui font le sujet des observations qui précèdent, étaient déjà sortis de l'hôpital quand nous avons commencé notre travail, il nous a donc été impossible de compléter certains renseignements : nous avons cru néanmoins devoir rapporter ceux que nous avons pu recueillir.

OBSERVATION V

(Personnelle).

Génev... (Pierre), 22 ans, canonnier servant, 3ᵉ batterie d'artillerie de marine, 3 mois de service.

Provient du Polygone ; se présente à la visite le 6, au matin, et est dirigé le jour même sur l'hôpital.

6. — T. : s., 37°6.

Antécédents héréditaires : père asthmatique.

Antécédents personnels : fièvre typhoïde à l'âge de 5 ans.

Le malade fait remonter son affection à deux ou trois jours et invoque comme cause un refroidissement : il dit avoir ressenti dès le début un peu de fièvre avec frissons et sueurs, en même temps qu'une céphalalgie violente et continue et quelques épistaxis : les autres symptômes accusés par le malade sont l'anorexie, quelques vomissements bilieux et la constipation : les selles étaient blanches et très fétides, les urines rouges foncées : il se plaignait aussi de peu dormir et d'avoir la vue trouble.

L'ictère est survenu après trois jours de maladie.

Actuellement, la teinte ictérique est généralisée et assez prononcée : bon appétit. Rien d'anormal à l'examen du foie et de la rate. Les selles sont encore décolorées, mais les urines ont repris leur couleur normale et ne contiennent ni albumine, ni matières colorantes de la bile.

La céphalalgie a diminué et n'est plus continue.

Le malade se sent faible.

Rien au cœur. Pouls ralenti. Pas de fièvre.

1er mai. — Constipation ; les selles sont redevenues normales depuis deux ou trois jours. Amaigrissement assez notable depuis le début de l'affection.

6. — Sort guéri.

OBSERVATION VI

(Feuille de clinique).

Herv... (Eugène), 18 ans, matelot de 3e classe à bord de la *Vengeance*.

Malade depuis une quinzaine de jours, a ressenti d'abord de la céphalalgie avec frissons, perte d'appétit. Teinte générale ictérique. Pas de diarrhée ni de constipation. T. : hier matin, 38° ; pouls, 85.

6. — T. : m., 37°8 ; s., 38°.

7. — T. :m., 37°6 ; P., 84° ; s., 37°2.

Exeat le 15 mai. — Cet homme en traitement à Port-Louis, est sorti de l'hôpital avant que nous ayons pu l'interroger pour compléter son observation.

OBSERVATION VII

(Personnelle).

Padel... (Jean), 18 ans, matelot de 3e classe à bord de la *Vengeance*,
3 mois et demi de service.

Entre le 13. Rien à noter comme antécédents héréditaires, collatéraux ou personnels.

Cet homme s'est aperçu qu'il avait la jaunisse par la couleur rouge de ses urines, et parce que ses camarades lui disaient qu'il avait les yeux jaunes : il est resté cinq ou six jours sans se plaindre, puis n'ayant plus d'appétit, il s'est présenté à la visite.

Langue saburrale, anorexie, bouche mauvaise, pas de vomissements. Selles régulières blanches, urines foncées. Pas d'albumine, mais notable proportion de pigments biliaires. Foie normal.

Rien au cœur. Pouls ralenti, pas de fièvre.

Teinte ictérique prononcée.

Sort guéri le 26 avril.

OBSERVATIONS VIII, IX, X, XI

(Communiquées par le docteur Tricard, aide-major à l'artillerie).

Le 13 avril, 3 canonniers de la 4e batterie, logés à Port-Louis, dans une sardinerie, tous jeunes soldats n'ayant que trois mois de service, se présentent à la visite et sont admis à l'infirmerie où ils restent en traitement jusqu'à la guérison. Ce sont les nommés Oud..., Frou..., et Gir... Tous trois ont présenté les mêmes symptômes : céphalalgie très pénible, les deux premiers jours, courbature, langue saburrale, quelques coliques, puis cessation des phénomènes douloureux, mais persistance de l'anorexie et ictère. Pouls lent, diarrhée dans les derniers jours. La température axillaire prise régulièrement n'a révélé aucun indice de fièvre. Aucun des malades n'a accusé de point de côté hépatique et l'examen du foie n'a fourni aucune donnée évidente. Ils sont sortis guéris : Gir..., le 20 ; Frou..., le 24 ; et Oud..., le 26.

Le canonnier servant Moy..., de la même batterie, jeune soldat également, est exempté de service le 14, pour ictère. — Cet homme a été purgé et ne paraît pas s'être de nouveau présenté au médecin, son nom ne figurant plus sur le cahier de visite.

OBSERVATION XII

(Personnelle).

Péch. . (Elie-Laurent), 22 ans, canonnier servant à la 3ᵉ batterie,
Polygone, 3 mois et demi de service.

Antécédents héréditaires : Père et mère rhumatisants.

Pas d'antécédents collatéraux ni personnels.

Envoyé à l'hôpital, le 14. Cet homme prétend avoir eu froid, le 9, et un mal de tête assez violent : accuse aussi un peu de diarrhée et une épistaxis légère : aurait ressenti de la fièvre, le 11 au matin, sueurs : à son dire, la jaunisse serait survenue le quatrième jour après le début de son affection.

A son arrivée à l'hôpital, on constate une teinte ictérique prononcée. Langue bonne, mais anorexie et nausées ; constipation : selles décolorées, très fétides.

La pression à la région hépatique n'est pas douloureuse, mais le foie est légèrement augmenté de volume.

Les urines sont rouges et donnent avec l'acide azotique la réaction caractéristique des matières colorantes de la bile. Le malade accuse encore un peu de céphalalgie, surtout le soir, mais n'a pas de fièvre.

Les bruits du cœur sont un peu sourds ; le pouls est très lent.

16. — Pouls, 46.

25. — Le malade est évacué de Lorient sur Port-Louis comme convalescent ; il n'existe plus qu'une légère teinte jaune des téguments. Poids : 76 kil.

1ᵉʳ mai. — La couleur jaune persiste sur la peau et les conjonctives ; le malade prétend avoir maigri considérablement (19 livres depuis son entrée à l'hôpital de Lorient).

5. — Analyse des urines : densité 1,016, couleur jaune foncé, quelques flocons de mucus. Réaction légèrement acide. Albumine, néant ; bile, réaction de Gmelin, néant ; sucre, néant ; dépôt, néant ; microscope, rien d'anormal.

6. — Poids, 75 kil.

7. — Les selles sont complètement décolorées et ont une couleur gris fer. L'analyse des urines révèle la présence d'une forte proportion de pigments biliaires, pas de trace d'albumine.

10. — Le foie est très volumineux, mais non douloureux. Le malade est d'un jaune citron très accusé ; les selles sont toujours décolorées ; bile en grande quantité dans les urines.

13. — Poids, 76 kil.

20. — Poids, 77 kil.

23. — L'analyse des urines a fait trouver un dépôt d'urate de soude.

Ce malade n'était pas encore sorti de l'hôpital, quand nous avons reçu nos derniers renseignements.

OBSERVATION XIII

(Personnelle).

Dep... (Louis-Gustave), 22 ans, canonnier servant, 3ᵉ batterie, Polygone, 3 mois 1/2 de service.

Entre le 14.

Antécédents héréditaires peu précis : son père aurait eu deux fluxions de poitrine et les fièvres ?

Rien à signaler dans les antécédents collatéraux ou personnels.

Le malade prétend avoir eu froid mercredi dernier (9 avril) et avoir éprouvé une certaine faiblesse dans les jambes. Dégoût des aliments, diarrhée ; n'accuse pas de fièvre au début, mais s'est trouvé en sueur plusieurs fois la nuit. Pas d'épistaxis, mais gencives saignant très facilement. Jeudi, nausées sans vomissements ; vendredi, le malade se présente à la visite. L'ictère ne s'est déclaré qu'hier (13).

Actuellement, teinte générale subictérique ; la pression au niveau de la vésicule biliaire est un peu douloureuse ; un peu d'exagération du volume du foie (un centimètre environ) ; rien à la rate. Les selles ont une couleur blanc-jaunâtre, les urines sont d'un jaune foncé. Pas de polyurie. Bile sans albumine. Un peu de céphalalgie, surtout le soir. Pas de fièvre. T. : s., 37°. Le malade est un peu anémié et amaigri. Sommeil bon.

15. — T. : m., 37°9 ; s., 36°9.

16. — Pouls, 48. La teinte jaune des téguments tend à disparaître ; les urines sont plus claires.

18. — Constipation. Calomel : 1 gramme.

19. — 2 selles par le purgatif.

23. — Le malade se plaint d'une douleur au côté droit et dans l'épaule, du même côté. Prescription : Calomel : 0,75 ; Scamonnée : 0,50.

Badigeonnage à la teinture d'iode, *loco dolenti*.

27. — La douleur persiste dans la région hépatique : 2 ou 3 selles liquides par jour, l'urine n'est plus colorée en jaune.

28. — La douleur de l'épaule a disparu. Pas de fièvre. Pouls 40. Langue bonne.

30. — Le malade va beaucoup mieux, la douleur qu'il ressentait au côté droit a disparu. Pas de fièvre, pouls régulier, 1 à 2 selles par jour.

1er mai. — Les urines sont normales, la peau reprend sa couleur naturelle, le malade va régulièrement à la selle ; la langue est bonne, le pouls est à 60 ; le côté droit n'est plus douloureux, le foie n'est plus augmenté de volume.

Exeat le 3 mai.

OBSERVATION XIV

(Personnelle)

Red... (Jean), 21 ans, canonnier servant, 4e batterie, Port-Louis, 3 mois de service.

Envoyé à l'hôpital le 18 avril, avec la note suivante : « Ictère. Depuis cinq jours à l'infirmerie, céphalalgie continuelle, T. : 38°, ne s'alimente pas. A pris 30 grammes de sulfate de soude et de la rhubarbe. »

Les renseignements que cet homme nous fournit sur sa famille, nous apprennent que son père est atteint d'épilepsie : sa mère serait rhumatisante ? Les antécédents collatéraux ne nous révèlent rien ; le malade est peu précis sur son propre compte ; il a eu une fièvre muqueuse, il y a deux ans, et aurait en outre de la fièvre de temps en temps.

L'affection a débuté par des coliques avec céphalalgie intense et courbature. Ce canonnier était logé dans une sardinerie, près d'une porte, mais il n'accuse pas de refroidissement, il attribue son indisposition à du lard dont il aurait remarqué le « mauvais goût et la mauvaise odeur. »

Pas d'épistaxis : la jaunisse est survenue trois jours après les symptômes d'embarras gastrique.

Actuellement, la teinte ictérique est assez prononcée ; anorexie, langue blanchâtre, bouche très amère, ni nausées ni vomissements, coliques et diarrhée.

Le foie est peut-être un peu diminué de volume.

Douleur légère à la pression au niveau du creux épigastrique.

Rien à la rate.

Les selles sont décolorées et fétides.

L'urine a une couleur rouge foncé, surtout le matin, due aux matières colorantes de la bile : ne contient pas d'albumine.

Le premier bruit du cœur est peut-être légèrement soufflant par intervalles ? Apyrexie. Pouls : 64.

La céphalalgie est bien moindre : démangeaisons.

9 mai. — Les urines ne renferment plus de bile. Quelques coliques pendant la nuit.

13. — Poids : 66 kil.

17. — T. : m., 39° ; s., 37°8.

18. — Tousse beaucoup depuis deux ou trois jours ; pas d'expectoration ; douleur dans le côté gauche ; fièvre intense ; langue saburrale ; pas de signes stéthoscopiques bien nets.

19. — Plus de fièvre.

20. — Poids : 65 kil.

Exeat le 22.

OBSERVATION XV

(Personnelle).

Forg... (Désiré), 22 ans, canonnier servant, 3e batterie, Polygone ; 3 mois de service.

Entré à l'hôpital le 21. T. s., 37°1.

Antécédents héréditaires : père goutteux, mère atteinte d'une affection de l'estomac nécessitant le régime lacté ; rien à signaler dans les anté-cédents collatéraux.

Personnellement, a eu, il y a trois ans, une névralgie sciatique qui a duré quatre mois.

Depuis une huitaine de jours, cet homme a perdu l'appétit et a été pris de diarrhée, mais sans ·coliques. Se sent faible, a ressenti un peu de fièvre au début avec sueurs nocturnes. Pas d'épistaxis, mais mouche du sang tous les matins et a les gencives saignantes ; a présenté en outre un peu de polyurie, car il était obligé de se lever la nuit ; est devenu jaune depuis trois jours seulement.

Actuellement, la langue est bonne, l'appétit revient, la diarrhée a dis-paru, les selles sont décolorées, fétides : la pression au niveau de la vésicule biliaire est un peu douloureuse, le foie est très sensiblement augmenté de volume, il déborde le rebord des fausses côtes d'environ trois travers de doigt. Les urines sont acides, jaunes, mais peu foncées : elles ne renferment pas d'albumine, mais donnent avec l'acide azotique les teintes rouge et verte caractéristiques. Rien à la rate.

Un peu de céphalalgie sans fièvre ; pouls régulier, mais très ralenti. Rien au cœur ni aux poumons.

Le malade ressent une certaine gêne ou lourdeur dans les articula-tions des coudes et des genoux. La coloration jaune des sclérotiques et des téguments est assez prononcée, démangeaisons peu vives. Dort bien.

26. — Le foie a un peu diminué de volume.

27. — Selles régulières, urine moins colorée, pas de fièvre. Pouls 58.

Les démangeaisons ont cessé. Le malade accuse un amaigrissement considérable depuis un mois.

5 mai. — Le foie n'est plus douloureux et a à peu près son volume normal : le pouls est également normal. La coloration ictérique a com-plètement disparu.

7. — Le malade sort de l'hôpital et est renvoyé à son corps.

OBSERVATION XVI

(Personnelle).

Niarm... (Georges), 22 ans, canonnier servant, 8e batterie, Polygone, 3 mois et demi de service.

Entré le 23.

Antécédents : père rhumatisant. A eu un frère atteint de pleurésie. A perdu un autre frère âgé de 2 mois.

Personnellement, a eu une insolation en juillet 1888 ; est sujet aux migraines.

Malade depuis une huitaine de jours, a ressenti des frissons et un malaise général avec des signes d'embarras gastrique, inappétence, goût amer, coliques, constipation. Pas d'épistaxis. A présenté au début, sur la poitrine, quelques petites taches rouges, non saillantes ; a également ressenti un peu de fièvre, le matin, vers 5 heures. Pas de sueur : un peu de céphalalgie. La jaunisse est survenue deux jours après l'apparition des symptômes précités, et a commencé par les sclérotiques.

Actuellement, la teinte ictérique s'est généralisée au tégument externe et aux muqueuses : elle est plus prononcée aux yeux ; démangeaisons vives. Langue blanche, pas d'appétit, pas de nausées ni de vomissements ; le malade va difficilement à la selle ; les matières fécales sont décolorées et très fétides.

Un peu de douleur à la pression, au niveau du creux épigastrique. On constate une légère exagération du volume du foie (un demi-centimètre environ). La rate ne présente rien d'anormal.

Rien à noter du côté du cœur. Pouls à 60. Apyrexie.

Rien aux poumons.

Urines colorées par le pigment biliaire ; pas d'albumine.

Céphalalgie fréquente, mais peu violente. Sommeil bon.

27. — Pouls : 55.

29. — Poids : 70^{k}500.

30. — Le pouls est toujours lent, 50 pulsations : les conjonctives sont encore jaunes. Selles régulières.

1er mai. — Pouls : 56 ; les selles sont redevenues colorées.

4. — Pouls : 56.

6. — Poids : 68 kil.

9. — T. : s., 38°2.

10. — T. : m., 38°7 ; s., 39°5.

11. — T. : m., 37° ; s., 38°3.

12. — T. : m., 37°8 ; s., 39°3.

13. — T. : m., 37°3 ; s., 36°5.

Exeat, le 15 mai.

OBSERVATION XVII

(Personnelle).

Philip... (Louis), 22 ans, 3ᵉ batterie, Polygone ; 3 mois et demi
de service.

Les antécédents héréditaires, collatéraux et personnels du malade
sont excellents.

Entre à l'hôpital le 24.

Se plaint depuis trois jours d'une grande faiblesse accompagnée de
douleur dans les articulations ; anorexie, dégoût des aliments, surtout de
la viande. Maux d'estomac et pyrosis, nausées sans vomissements ; est
très péniblement incommodé par des renvois âcres et acides ; hier, sont
survenues des coliques et de la diarrhée, enfin la jaunisse n'a apparu
que ce matin, en envahissant d'abord les conjonctives.

Le tégument externe présente une coloration subictérique : sur le
tronc principalement, petites pustules d'acné desséchées.

Pas de douleur à la région hépatique : le foie et la rate ont leur
volume normal. Les coliques et la diarrhée ont cessé : les selles sont
régulières et ont une couleur grisâtre ; les urines, d'un jaune foncé, donnent la réaction des pigments biliaires. Traitées par l'acide acétique et
la chaleur, elles ne révèlent pas trace d'albumine.

Rien au cœur. Pouls très ralenti. Pas de fièvre.

Rien aux poumons.

Pas de céphalalgie. Sommeil bon.

Cet homme a eu quelques épistaxis, mais il y était sujet, même avant
la maladie actuelle.

29. — Les aigreurs, qui avaient à peu près disparu, gênent de nouveau le malade ; les digestions sont difficiles ; un peu de dilatation de
l'estomac. Vomissement ce matin, diarrhée.

Apyrexie. Poids, 70 kil.

2 mai. — La diarrhée a diminué, 2 selles liquides dans la journée ; les
digestions sont toujours un peu difficiles.

5. — Analyse de l'urine : limpide, couleur jaune foncé, densité, 1015.
Réaction très faiblemement acide. Traitée par le réactif de Gmelin, elle
n'indique pas l'existence des matières colorantes de la bile. Ni sucre ni

dépôt ; rien au microscope. Pas d'albumine par la chaleur et l'acide acétique ni par le réactif d'Esbach.

6. — Poids, 70 kil.

10. — T. : s., 38°4.

11. — T. m., 38°8 ; s., 38°. A été pris de céphalalgie violente dans la nuit d'hier avec forte courbature. Ce matin, épistaxis. Ventre souple, non douloureux. Rien au foie. Langue saburrale. Pas de diarrhée. Encore un peu de coloration jaune des téguments et des conjonctives. Les urines sont presque aussi jaunes qu'au début. Facies rouge.

12. — T. : m., 37°8 ; s., 37°3.

13. — Poids, 68ᵏ500. T. : m., 37°8 ; s., 36°5.

17. — Exeat.

OBSERVATION XVIII

(Personnelle).

Del... (Paul), 22 ans, 2ᵉ compagnie de conducteur, Polygone,
3 mois 1/2 de service.

Entre le 24.

Les renseignements que nous recueillons sur les antécédents héréditaires sont peu précis. Le père de ce malade serait atteint d'une maladie de cœur et sa mère serait morte à l'âge de 43 ou 44 ans, d'une tumeur abdominale.

A perdu un frère de la fièvre typhoïde, au régiment ; ses autres frères et sœurs, au nombre de cinq, jouissent tous d'une excellente santé.

Personnellement, notre homme n'a jamais été malade.

Il se sent indisposé depuis quatre ou cinq jours : il a tout d'abord perdu l'appétit, puis a été pris de nausées et de coliques, accompagnées d'une légère diarrhée qui a disparu actuellement. Ni fièvre, ni sueurs. N'a pas présenté la moindre tendance aux hémorrhagies. La coloration ictérique n'est survenue que deux ou trois jours après le début des accidents : elle est généralisée, mais peu prononcée. Le malade ne ressent aucune démangeaison : se plaint d'une faiblesse générale. Les selles sont régulières, mais nous ne pouvons avoir aucun renseignement sur leur couleur ni leur odeur.

Le foie a son volume normal, ainsi que la rate.

Les urines sont rougeâtres et renferment une notable proportion de bile, mais sans albumine.

Le cœur et les poumons ne présentent rien de particulier.

Le pouls est régulier.

29. — Poids : 75^{k}500.

1er mai. — Le malade accuse un amaigrissement de 13 livres depuis une quinzaine de jours.

4. — Analyse de l'urine : limpide, jaune clair, densité 1008, réaction légèrement acide. Ni albumine, ni sucre. Le réactif de Gmelin n'indique plus la moindre trace de bile. Pas de dépôt, rien d'anormal au microscope.

6. — Poids : 72 kil.

9. — Fièvre vive depuis hier soir, courbature générale, facies animé, langue saburrale ; un peu de constipation. T. : m., 38°8 ; s., 39°.

10. — T. : m., 38°6 ; s., 37°4.

11. — T. : m., 37°. La céphalalgie a à peu près disparu. Le malade tousse un peu ; aucun signe stéthoscopique. La teinte jaune a presque disparu. T. : s., 38°3.

12. — T. : m., 37°8 ; s., 39°3.

13. — T. : m., 37°3 ; s., 36°5. Poids : 70^{k}500.

Exeat le 15.

OBSERVATION XIX

(Communiquée par le docteur Bastide, aide-major à l'artillerie)

Let... (Léopold), 22 ans, 4e batterie, Port-Louis, 4 mois de service

Pas d'antécédents héréditaires.

Pas de maladie antérieure.

Malade depuis le 28 dans la journée ; n'est pas sorti du quartier ce jour-là. Langue saburrale, pas d'appétit, faiblesse ; constipation depuis deux ou trois jours ; selles jaunes. Urines très foncées depuis huit ou dix jours. Mal de tête vers le soir, démangeaisons : le 29, au matin, se présente à la visite : bouche amère, teinte subictérique des conjonctives, peau légèrement colorée en jaune. Foie normal, mais douloureux à la pression. Rien au cœur, pouls très ralenti.

Envoyé à l'hôpital de Lorient le jour même.

2 mai. — Le malade est évacué sur Port-Louis, où il entre le 3.

A son entrée, la langue est encore saburrale ; pas de nausées ; se plaint d'une douleur à la région hépatique ; pas de diarrhée. Sur les bras, on constate quelques petites taches rouges non saillantes. Bile dans les urines, mais pas d'albumine.

7. — Les selles reprennent leur couleur.

9. — Les urines sont beaucoup moins foncées, elles ne renferment plus de bile, mais on y trouve quelques phosphates.

Exeat, le 14.

OBSERVATION XX

(Personnelle).

Séch... (Auguste), 21 ans, 4 mois de service, soldat de 2ᵉ classe, infanterie de marine.

Entre le 2 mai. Pas d'antécédents héréditaires ni collatéraux.

A fait huit jours d'hôpital, à Brest, il y a un mois, pour bronchite ; est à Lorient depuis 15 jours.

Se plaint actuellement d'une douleur au creux épigastrique, persistant depuis un mois environ. — Pas d'excès alcooliques ni alimentaires, pas d'émotions vives : attribue son affection à un « chaud et froid » contracté à Brest, à l'époque où il a été atteint de bronchite ; depuis ce moment, coliques et diarrhée (6 à 7 selles par jour), jusqu'à l'apparition de l'ictère. (A Brest, les soldats ne mangeaient pas de conserves à cette époque.) — A remarqué seulement depuis trois ou quatre jours, qu'il avait les yeux jaunes, mais avait été frappé bien avant par la couleur de ses urines.

Le malade dit, en outre, que le service était plus chargé et plus fatigant depuis plusieurs jours.

La langue est bonne, le malade a de l'appétence, mais ne peut manger ni digérer ; pas de nausées ni de vomissements : depuis que la jaunisse est survenue, la diarrhée est moins forte, les selles sont jaunes, molles, très fétides.

Foie douloureux à la pression, dépasse de 2 travers de doigt le rebord des fausses-côtes. Rate normale.

Quelques épistaxis peu abondantes depuis deux ou trois jours ; rien aux gencives. La teinte ictérique est légère sur les conjonctives, mais très nette sur la peau. Pas de démangeaisons.

Les urines sont franchement bilieuses, mais ni plus ni moins abondantes qu'à l'ordinaire ; aucune trace d'albumine.

Rien au cœur. Pouls très ralenti, 45. Pas de fièvre.

L'auscultation de la poitrine ne nous révèle plus rien.

Faiblesse, pas de céphalalgie, sommeil bon.

6. — Analyse de l'urine : limpide, jaune clair, densité 1007, réaction faiblement acide. Ni albumine, ni bile, ni sucre. Rien au microscope.

9. — Même état des urines, plus quelques phosphates.

Cet homme était encore à l'hôpital au commencement de juin, quand nous avons reçu nos derniers renseignements, mais rien de particulier n'avait été signalé sur sa feuille.

OBSERVATION XXI

(Personnelle).

Eyg... (François), 22 ans, canonnier servant, 4e batterie, Port-Louis ; 4 mois de service.

Pas d'antécédents morbides. Entre le 2 mai.

Cet homme, arrivé tout récemment de Port-Louis, où était casernée sa batterie, ne s'est présenté à la visite qu'à Lorient, d'où il a été dirigé sur l'hôpital. Malade depuis deux ou trois jours, s'était aperçu avant son départ de Port-Louis qu'il avait les yeux jaunes. Se plaint seulement de manque d'appétit et de faiblesse. Pas de nausées ni de vomissements. Selles régulières, peu décolorées à son entrée à l'hôpital. Le foie et la rate ne présentent rien d'anormal. Les urines sont jaunes, peu foncées et ne contiennent qu'une faible proportion de bile sans albumine. Teinte subictérique généralisée. Rien au cœur ni aux poumons. Pas de fièvre, le pouls est légèrement ralenti.

Pas de céphalalgie, dort très bien.

8. — Les selles ont repris leur couleur normale et les urines sont claires et sans pigments biliaires.

10. — Sort guéri.

OBSERVATION XXII

(Personnelle).

Guy... (Pierre), 21 ans, 2e compagnie de conducteurs, Polygone ;
4 mois de service.

Entre le 2 mai, avec la note suivante : « Ictère en voie d'amélioration, envoyé à l'hôpital à cause de l'impossibilité de lui donner une nourriture convenable. »

Antécédents héréditaires : père tuberculeux ?

Antécédents personnels : a eu la fièvre typhoïde il y a trois ans.

Malade depuis une quinzaine de jours, a ressenti au début une céphalalgie intense avec courbature et faiblesse générale, puis a été pris de coliques pendant plusieurs jours avec une légère diarrhée. Pas d'épistaxis, n'accuse pas de fièvre.

2 mai. — T. : s., 36°7.

La teinte jaune tend à disparaître, l'appétit est bon, les selles sont régulières, mais jaunes ; les urines sont encore un peu rouges, pas d'albumine, très faible proportion de bile.

Rien au foie ni à la rate.

Le cœur et les poumons n'offrent rien d'anormal.

La céphalalgie a également disparu ; le malade se sent bien mieux.

3. — T. : s., 39°4.

4. — T. : m., 38°1 ; s., 37°4.

5. — Plus de fièvre.

9. — Plus de trace de bile dans l'urine.

13. — Exeat.

OBSERVATION XXIII

(Personnelle).

Ma... (Victor), 22 ans, compagnie des conducteurs, Polygone ;
4 mois de service.

Entre le 3 mai.

Pas d'antécédents morbides de familles ni personnels.

Rentré du Polygone au quartier, à Lorient, depuis huit jours : était déjà indisposé depuis cinq ou six jours et avait remarqué la coloration foncée de ses urines et la teinte gris blanchâtre de ses selles. Au début, coliques et diarrhée. Pas d'épistaxis, pas de taches sur la peau ni de démangeaisons. S'est aperçu qu'il avait la jaunisse, il y a quatre ou cinq jours seulement.

A son entrée à l'hôpital, on constate une coloration ictérique de la peau et des muqueuses assez prononcée. Langue saburrale, nausées, plus de coliques ; la diarrhée a cessé. Les selles sont jaunes et les urines bilieuses.

Rien du côté du foie ni de la rate.

Rien au cœur ni aux poumons. Pouls ralenti. Pas de fièvre.

Pas de céphalalgie.

5. — Langue bonne, appétence ; le malade se trouve bien, mais faible ; accuse seulement un peu d'amaigrissement depuis le début de son affection.

6. — Pouls, 48. — Urine limpide, jaune clair, faiblement acide ; densité, 1010. Pas de dépôt, ni albumine ni sucre ; le réactif de Gmelin ne révèle plus l'existence des matières colorantes de la bile ; le microscope n'indique rien d'anormal.

Les selles sont encore décolorées.

9. — Un peu de diarrhée.

13. — Les selles sont redevenues normales.

Exeat, le 15.

OBSERVATION XXIV

(Personnelle).

Planch... (Olivier), 22 ans, canonnier servant, 3ᵉ batterie, Polygone, 4 mois de service.

Rentré du Polygone à Lorient, il y a huit jours, s'est fait porter malade à son arrivée au quartier et a été dirigé sur l'hôpital, le 3 mai.

Au début, céphalalgie, anorexie, nausées, vomissements bilieux et alimentaires ; quelques coliques avec diarrhée jaunâtre ; dit avoir remarqué qu'il avait la jaunisse avant l'apparition de troubles digestifs, urinait un peu plus qu'à l'ordinaire. Pas d'épistaxis, pas de fièvre, pas de sueur, accuse un amaigrissement notable depuis une quinzaine de jours.

N'a pas eu de démangeaisons.

Les urines, très rouges au commencement, sont devenues plus claires et moins abondantes.

La teinte ictérique des téguments est actuellement en voie de disparition. Le malade se plaint d'une grande faiblesse et de quelques étourdissements.

Rien au foie ni à la rate.

Le cœur et les poumons ne présentent rien à signaler. Le pouls est régulier.

8. — Ni bile ni albumine dans les urines ; les selles sont régulières et de couleur normale.

10. — Sort guéri.

OBSERVATION XXV

(Personnelle)

Gir... (Louis), 22 ans, canonnier servant, 4e batterie, Port-Louis, 4 mois de service.

Envoyé à l'hôpital, le 4 mai, avec les renseignements suivants sur son billet d'entrée : « Ictère catarrhal. A eu une première atteinte de la même affection, il y a vingt-cinq jours ; était guéri depuis quinze jours. Récidive hier. »

Cet homme fait en effet le sujet de notre observation nº 10 : il est resté à cette époque, huit jours à l'infirmerie de Port-Louis. Ce sont ses seuls antécédents morbides. Du côté de sa famille, il nous apprend que son père est sujet aux hémorrhoïdes.

Il a été repris par un malaise général et par des nausées, surtout après les repas : vomissement alimentaire avant-hier soir. Pas de céphalalgie ni d'épistaxis, pas de fièvre, dort très bien, trouve même qu'il est trop porté au sommeil. Les urines qui étaient claires, sont redevenues foncées et sont émises en plus grande quantité qu'à l'état normal. Un peu de constipation, selles grisâtres. La pression est un peu douloureuse au niveau du rebord des fausses côtes, à droite ; le foie n'est pas augmenté de volume, il semblerait même plutôt un peu diminué. L'ictère a reparu et s'est généralisé : la coloration des téguments est assez accusée.

Appétence, mais nausées persistantes après les repas.

Rate normale.

Cœur et poumons sains. Pouls très ralenti.

Faiblesse prononcée ; amaigrissement depuis ces derniers temps.

7. — Pouls : 60. Pas de fièvre.

10. — L'ictère diminue ; langue un peu saburrale.

11. — Hier céphalalgie. Apyrexie.

18. — Va bien.

19. — Exeat. Aurait besoin de quelques jours de repos.

OBSERVATION XXVI

(Personnelle)

Guil... (Auguste), 22 ans, canonnier servant, 4e batterie, 4 mois
de service.

Pas d'antécédents morbides.

Cet homme n'est au quartier que depuis le 30 avril : il se trouvait
auparavant à Port-Louis ; c'est là qu'il s'est senti malade quelques jours
avant son départ.

Son affection remonte à une dizaine de jours : le début en a été
marqué par de la céphalalgie, de l'inappétence avec nausées, surtout le
matin et le soir, mais sans vomissements, des coliques avec constipation.
Pas de fièvre, pas d'épistaxis, mais hier le malade s'est aperçu qu'il
mouchait du sang et que ses gencives étaient un peu saignantes. L'ictère
s'est montré depuis cinq ou six jours seulement.

Entré à l'hôpital le 4 mai. T. : s., 37°2.

Examen du malade à son arrivée : Teinte ictérique franche de la
peau et des muqueuses ; langue blanchâtre, appétence, plus de nausées,
toujours un peu de constipation, selles jaunes , urines foncées en
quantité normale : faible proportion de bile, pas d'albumine.

Région hépatique un peu douloureuse à la pression : pas d'exagération du volume de foie. Rien à la rate.

Cœur et poumons fonctionnent normalement. Pouls ralenti.

Un peu de céphalalgie. Sommeil excellent.

Le malade se sent très faible et accuse un amaigrissement de 5 kil.
depuis le commencement de son affection.

7. — Pouls : 60. Le foie est un peu augmenté de volume.

9. — T. : m., 37°9 ; s., 38°.

10. — T. : m., 37°5 ; s., 36°5.

20. — Le foie n'est plus douloureux.

28. — Exeat.

OBSERVATION XXVII

(Personnelle).

Cam... (Jean), 20 ans, matelot de 3e classe à bord de la *Vengeance* ;
4 mois de service.

Rien à signaler au point de vue des antécédents. Entre à l'hôpital le 5 mai. Se dit malade depuis une quinzaine de jours ; a été pris au début de céphalalgie avec inappétence et constipation. Pas de vomissements : en même temps se développait une légère bronchite. L'ictère n'est survenu que plus tard, il est actuellement assez prononcé.

Le malade présente en outre sur le tronc une éruption de petites pustules acuminées, blanches au sommet et rouges à la périphérie. Peu de démangeaisons. Langue blanche, pas de nausées ; selles grisâtres ; les organes hépatique et splénique sont normaux.

L'auscultation du cœur et des poumons ne dénote rien de particulier. Apyrexie. Le pouls est ralenti.

Les urines sont foncées et franchement bilieuses : aussitôt après la miction, on constate une mousse verdâtre, très nette. Pas d'albumine.

Sort guéri le 20 mai.

OBSERVATION XXVIII

(Personnelle).

Lem... (Etienne), 23 ans, 16 mois de service, soldat de 2e classe,
2e régiment d'infanterie de marine.

Entré le 6 mai.

Cet homme est arrivé de Brest à Lorient, il y a 10 mois : n'a jamais fait de séjour aux colonies : n'accuse aucun antécédent morbide chez lui ni chez les siens.

Malade depuis une huitaine de jours ; a tout d'abord manqué d'appétit et a eu des nausées après les repas sans vomir, n'a éprouvé ni coliques ni diarrhée. Grande faiblesse. N'a fait d'excès d'aucune sorte, n'a pas eu d'émotion, n'a pas non plus été employé aux travaux de terrassement en ce moment faits par l'infanterie de marine.

La langue est actuellement très bonne, les nausées ont disparu, mais l'appétit manque toujours : les selles sont régulières et grisâtres, les mictions sont un peu plus fréquentes qu'en temps ordinaire. Les urines sont d'un jaune assez foncé. Rien au foie ni à la rate.

Cœur et poumons sains. Pas de fièvre, pas de sueurs ni d'épistaxis ; pouls régulier, peu ralenti. Le malade croit avoir un peu maigri, dort bien.

9. — Urines acides, pas d'albumine, bile en faible proportion.

24. — Sort guéri.

OBSERVATION XXIX

(Personnelle)

Bern... (Guillaume), 20 ans, matelot de 3ᵉ classe à bord de la *Vengeance* ; 3 mois de service.

Antécédents de famille et personnels nuls.

Entre le 8 mai pour ictère remontant à trois jours.

Malade depuis le 4 ; l'affection a débuté par de la céphalalgie assez violente, avec grande faiblesse, épistaxis, perte d'appétit et coliques. En même temps, la région hépatique devenait un peu douloureuse ; il n'est survenu ni vomissements ni diarrhée. Les urines étaient rouges et les selles décolorées.

L'ictère s'est montré un jour après ces premiers symptômes.

La coloration jaune des sclérotiques et de la peau est assez accusée : le foie déborde notablement les fausses côtes, mais la pression n'en est pas douloureuse : la rate est normale.

Pas de fièvre. Le cœur et les poumons sont en excellent état. Le pouls est un peu ralenti. Les urines renferment une faible proportion de bile.

8. — T. : s., 37°8.

9. — T. : m., 36°8 ; s., 37°8.

17. — Sort guéri.

OBSERVATION XXX

(Personnelle)

Bourg... (Emile), **21** ans, canonnier servant, 4ᵉ batterie, Lorient ;
4 mois de service.

Entre le 9.

Antécédents héréditaires : Sa mère était atteinte d'une tumeur cancéreuse à laquelle elle a succombé.

Antécédents collatéraux : Nuls.

Antécédents personnels : Est resté en traitement à l'hôpital de Port-Louis, pour scarlatine, du 17 janvier au 1ᵉʳ mars 1889.

Est indisposé depuis quatre jours, époque à laquelle il s'est aperçu qu'il devenait jaune. Peu d'appétit, pas de nausées ni de vomissements : saignements de nez à diverses reprises, il y a une huitaine de jours.

Cet homme ne nous accuse ni refroidissement, ni émotion, ni excès d'aucune sorte.

La teinte ictérique est actuellement assez prononcée, la langue est bonne, mais l'anorexie persiste, les selles sont régulières et normales, au dire du malade. Les urines sont d'un jaune foncé, franchement bilieuses et émises en quantité ni plus ni moins considérable qu'avant la maladie.

Rien à signaler du côté des organes hépatique et splénique.

Bruits du cœur normaux.

Le malade tousse un peu, mais l'auscultation ne révèle rien de particulier.

Apyrexie : — 9. T. : s., 37°2.

13. — Le foie est un peu augmenté de volume.

24. — Sort guéri. Il lui est accordé deux jours de repos.

OBSERVATION XXXI

(Personnelle).

Dorn... (Alexandre), 22 ans, 4ᵉ batterie, Port-Louis, 4 mois de service.

Envoyé à l'hôpital, le 9 mai.

Pas d'antécédents héréditaires ni collatéraux.

A eu une pleurésie, il y a 4 ans.

Après avoir remarqué la couleur foncée de ses urines, cet homme s'est aperçu qu'il devenait jaune, il y a sept jours. A cette époque, son appétit avait beaucoup diminué, il se sentait courbaturé, et prétend que ses jambes ne pouvaient le porter. — N'a pas eu de mal à la tête, ni de saignements de nez.

Actuellement, la langue est blanche, l'anorexie persiste sans nausées ni vomissements, les selles sont régulières, mais le malade ne peut nous renseigner sur leur couleur ni leur odeur. Les urines sont très colorées, et présentent une mousse verdâtre et un flocon de mucus : la quantité émise est toujours la même ; elles contiennent une forte proportion de pigments biliaires, mais pas la moindre trace d'albumine. La peau et les muqueuses sont fortement colorées en jaune.

Le foie et la rate n'offrent aucun symptôme anormal.

Cœur et poumons normaux. Pouls régulier peu ralenti. Pas de fièvre.

Depuis deux ou trois jours, le malade se sent la tête un peu lourde, le soir.

9. — T. : s., 37°.

21. — Selles décolorées, l'ictère diminue.

23. — Le malade tousse depuis plusieurs jours : l'auscultation révèle des râles sibilants dans toute l'étendue de la partie postérieure de la poitrine.

26. — Sort sur sa demande.

OBSERVATION XXXII

(Personnelle).

Bers... (Emmanuel), 21 ans, canonnier servant, 4e batterie, Lorient ;
4 mois de service.

Entré le 9.

A perdu son père et sa mère, mais ignore la cause de leur mort. N'a jamais été malade.

Cet homme se trouvait à Port-Louis, avec la 4e batterie dont il faisait partie. Sans être malade à cette époque, il avait remarqué que ses urines étaient un peu plus jaunes qu'à l'habitude.

Depuis le retour de Port-Louis, l'appétit a beaucoup diminué en même temps qu'est survenue de la faiblesse. La céphalalgie, les épistaxis, les douleurs dans les membres et les nausées, font ici complètement défaut.

La langue est blanche, les selles sont régulières et grisâtres ; le corps tout entier présente une teinte subictérique ; les urines sont jaunes, peu foncées, mais donnent avec l'acide azotique nitreux, la réaction caractéristique des matières colorantes de la bile. Il n'existe pas d'albumine, la quantité émise par jour est normale.

Le foie et la rate ne sont ni douloureux ni augmentés de volume.

Le malade accuse un peu de douleur à la pression, au niveau de la région ombilicale ; il n'existe ni diarrhée, ni constipation.

Le cœur et les poumons fonctionnent bien. Le pouls est normal. Apyrexie.

13. — Le foie est un peu augmenté de volume.

21. — L'ictère diminue.

22. — Sort guéri.

OBSERVATION XXXIII

(Personnelle).

Le F... (Jean-Marie), 19 ans, matelot de 3e classe à bord de la *Vengeance,*
4 mois de service.

Entre le 9.

A perdu son père, mais ignore la maladie qui l'a emporté.

Antécédents collatéraux et personnels, nuls.

Cet homme a la jaunisse depuis le 6 mai. N'accuse aucun trouble dans sa santé. Il s'est présenté à la visite un peu à cause de sa coloration jaune, mais surtout parce qu'on l'y a envoyé. Les différents appareils, examinés avec soin, ne nous révèlent rien d'anormal.

Urine à réaction faiblement acide, sans albumine, mais petite quantité de bile.

9. — T. : s., 36°7. Pouls un peu ralenti.

10. — Poids, 67 kil. Le foie déborde un peu les fosses côtes en dedans ; il n'est pas sensible à la pression.

12. — A eu hier deux légères épistaxis.

13. — Poids, 66 kil.

15. — Exeat.

OBSERVATION XXXIV

(Personnelle).

Le N... (Louis), 19 ans, matelot de 3ᵉ classe à bord de la *Vengeance*,
4 mois de service

Entre le 9.

Nous apprend que son père a succombé aux suites d'un accident.
Quant à lui, il n'a jamais été malade.

Est indisposé depuis cinq jours ; n'accuse aucun trouble de l'appareil
digestif, se sent seulement un peu faible ; n'a passé la visite que parce
qu'il était jaune.

La langue est un peu saburrale, mais l'appétit est conservé. Les selles
sont régulières, mais décolorées. Les urines sont d'un rouge foncé et
contiennent une forte proportion de pigments biliaires ; on n'y trouve
aucune trace d'albumine ; leur réaction est faiblement acide.

Rien au foie ni à la rate.

La coloration des téguments et des sclérotiques est bien nette.

Bruits du cœur normaux.

Rien de spécial du côté de l'appareil respiratoire.

Pas de fièvre, pouls régulier.

10. — Poids, 60ᵏ500.

13. — Poids, 59 kil.

20. — Exeat.

Plusieurs de ces observations, même parmi celles que
nous avons recueillies nous-même, sont certainement incom-
plètes, car n'ayant pu, le plus souvent, voir les malades
qu'au moment de leur entrée à l'hôpital, il nous a été impossible de nous tenir au courant de leur état pendant toute la
durée de leur séjour dans les salles. Mais tous les incidents
et faits nouveaux, observés dans le cours des maladies, devant
être notés chaque jour sur les feuilles, si nous n'y avons
souvent rien relevé, c'est que rien ne s'est produit. Dans bon

nombre de cas, nous n'avons pas relaté le poids du corps, car n'ayant pas été pris dès le début, il ne pouvait avoir de valeur et nous avons préféré nous en rapporter au dire des malades.

Nous croyons donc que, malgré quelques imperfections de détail, nos observations n'en sont pas moins intéressantes et instructives, étant donné le point de vue spécial auquel nous nous sommes placé.

Vu bon à imprimer :

Bordeaux, le 29 juin 1889.

Le Président de la Thèse,

G. MORACHE.

Vu :

Le Doyen,

A. PITRES.

Vu et permis d'imprimer :

Bordeaux, le 29 juin 1889.

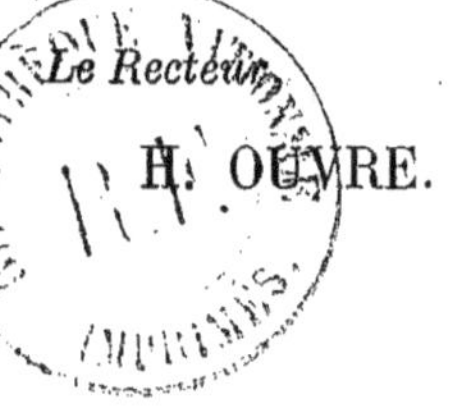

Le Recteur,

H. OUVRE.

INDEX BIBLIOGRAPHIQUE

Annales d'Hygiène publique et de Médecine légale, t. xviii, 1887.

Archives générales de Médecine, août 1864.

Archives de Médecine et de Pharmacie militaires, t. i, 1883 ; t. vi, 1885.

Bulletin de l'Académie de Médecine, 4 octobre 1842.

        id.   1842-43, t. viii.

        id.   1850-51, t. xxiv.

CHAUFFARD. — *Revue de Médecine*, janvier 1885.

COLIN L. — *Traité des Maladies épidémiques*, 1879.

Compendium de Médecine pratique, par Ed. Monneret et L. Fleury, t. v, 1842.

Compte-rendu de l'Académie des sciences, 1871.

Dictionnaire des Sciences médicales, t. xxiii, 1818.

Dictionnaire de Médecine, t. xvi, 1837.

Dictionnaire encyclopédique des Sciences médicales, t. xv, 2ᵉ partie, 1889.

FRITSCH. — *Thèse de Strasbourg*, 1861.

GARNIER. — *Dictionnaire annuel des Progrès des Sciences et Institutions médicales*, 1886.

Gazette hebdomadaire de Médecine et de Chirurgie, 19 mars 1880.

GRIESINGER. — *Traité des Maladies infectieuses*, 1877.

KELSCH. — *Revue de Médecine*, août 1886.

LAVERAN. — *Traité des Maladies et Épidémies des Armées*, 1875.

LEFORT. — *Traité de Chimie hydrologique*, 1873.

LITTRÉ. — *Œuvres complètes d'Hippocrate*, t. ii, v, vii, 1840.

MORACHE. — *Traité d'Hygiène militaire*, 1886.

OZANAM. — *Histoire des Maladies épidémiques*, t. i, 1817 ; t. iv, 1823.

PRINGLE. — *Observations sur les Maladies des Armées, dans les camps et dans les garnisons*, 1795.

Recueil de Mémoires de Médecine, Chirurgie et Pharmacie militaires, t. xxxviii, 1835 ; t. xix, 1864 ; t. xiv, 1865 ; t. xvi, 1866 ; t. xxxiv, 1878.

RONDOT. — *Gazette hebdomadaire des Sciences médicales de Bordeaux*, 12 octobre 1884.

ROCHEFORT. — SOCIÉTÉ ANONYME DE L'IMPRIMERIE THÉZE.

9 782014 464443